Anne-Laure Jaffrelo

en forme au naturel

TOUT BEAU
TOUT BIO

Dans la même collection

- Peindre et décorer au naturel, tome 1
- Peindre et décorer au naturel, tome 2
- Le ménage au naturel
- Créations au naturel
- Instruments de musique en papier et carton
- 100 % végétal et gourmand
- Déshydrater les aliments
- Se nourrir au naturel
- La cosméto' au naturel
- Mon potager tranquille (hors collection)
- 100 recettes au naturel (hors collection)
- Chambres de bébé au naturel
- Petit végétarien gourmand

33 rue Saint-André-des-Arts Paris VIe
www.editionsalternatives.com

TOUT BEAU
TOUT BIO

Anne-Laure Jaffrelo

en forme au naturel

27 cures santé et bien-être

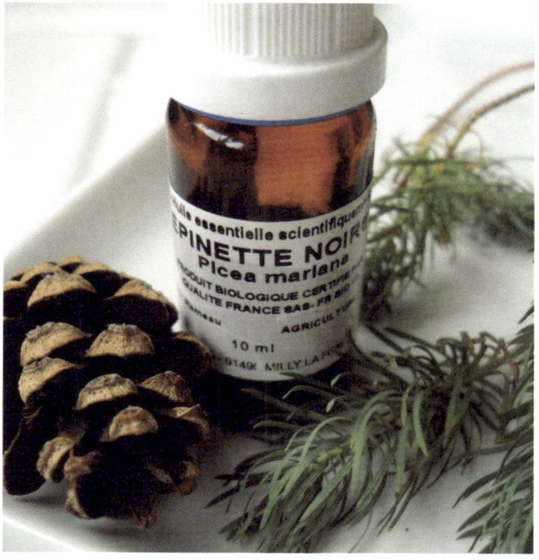

ALTERNATIVES

sommaire

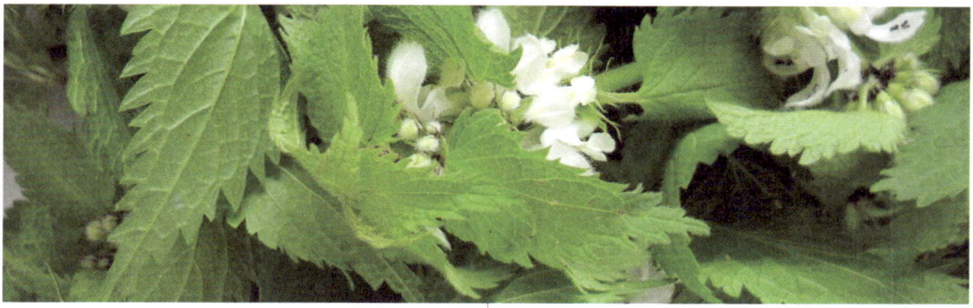

*** tous les noms suivis d'un astérisque renvoient au lexique p. 106**

introduction

Historique

De tout temps, le jeûne a été pratiqué par de multiples religions ou rites chamaniques dans un but de purification, mais il faut attendre la fin du XIXe siècle et le début du suivant pour que se mettent en place les premières théories médicales sur le sujet. Le docteur John Tilden, de l'université de Cincinnati, élabore la théorie de la toxémie comme cause des différents dont le sous-titre *La vraie interprétation de la cause de la maladie - un antidote contre la peur, la frénésie et la folle course à la soit-disante guérison.* En cherchant à se concentrer sur les causes des maladies et non uniquement sur leurs symptômes, il définit que l'origine de la maladie est due à l'accumulation de toxines dans l'organisme. Partant de ce constat, il préconise et met en pratique l'élimination des poisons toxiques qui doit permettre à la nature seule de guérir le corps malade. Il enseigne également à ses patients comment vivre en pleine santé.
En 1935, le docteur Otto Buchinger est le premier médecin à publier des études sur le jeûne thérapeutique. Dans son livre *Le jeûne comme méthode d'assistance*, il met en évidence l'activation des pouvoirs d'autoguérison que nous pouvons développer lorsque notre corps est « nettoyé ». En effet, lors d'un jeûne, apparaissent de nombreux processus physiologiques bénéfiques à la santé.
La cure « détox » trouve son origine dans ces théories. Elles sont à la base de la naturopathie actuelle, médecine non conventionnelle utilisant des méthodes naturelles pour restaurer ou maintenir l'équilibre du métabolisme de chacun selon sa constitution.
En 1935, Pierre Valentin Marchesseau, le père de la naturopathie moderne, a créé trois cures pour permettre à l'organisme de retrouver son équilibre : la cure dépurative, celle de revitalisation et celle de stabilisation.

Pourquoi une cure ?

Journées trop chargées, alimentation à la va-vite, stress, pollution, manque de sommeil... notre style de vie impose trop souvent à notre corps un *modus vivendi* qui ne rime pas toujours avec santé optimale. Les résultats de cette mauvaise hygiène ne se font pas attendre : cheveux ternes, prise de poids, allergies, fatigue, problèmes dermatologiques, migraines, perte de sommeil... et toute une floraison d'autres maux. Et même quand, conscients de la situation, nous faisons des efforts pour pallier cet état de fait, veillant par exemple à cuisiner des légumes frais, il n'est pas toujours simple d'éviter les pesticides, additifs et autres conservateurs. L'eau du robinet est maintenant bourrée d'hormones et de métaux lourds, les plastiques des contenants libèrent leur PCB, l'atmosphère est polluée d'ondes électromagnétiques et de toxines que nous absorbons en respirant... N'oublions pas toutefois que notre corps est une machine formidable. En lui prêtant un peu d'attention, il vous aidera à réparer vos excès et à vous ramener sur la voie de l'équilibre et du bien-être.

Les cures santé sont un excellent outil naturel pour purifier ou recharger votre organisme et lui insuffler une nouvelle énergie. Elles vous donneront aussi l'occasion d'apprendre un mode de vie équilibré. Vous pourrez retrouver une nouvelle vitalité, une peau éclatante, une digestion facile et vous sentir plus serein.

Les différentes types de cure : dépurative et supplétive

Les cures dépuratives, dites de « détox », permettent d'éliminer différents types de déchets organiques que le corps aura su éliminer plus ou moins. Elles permettent d'activer certains émonctoires comme le foie et les intestins afin d'aider le corps à se libérer des toxines qui l'encrassent et qui, à la longue, entraînent divers problèmes. Ce type de cure n'est pas adapté aux personnes souffrant d'un manque de vitalité. Les cures supplétives visent, elles, à soutenir le corps dans ces fonctions générales. Les nutriments apportés en suppléments restaurent et soutiennent les organes et émonctoires dans leur travail. Ce type de cure convient aux personnes affaiblies, femmes enceintes et enfants.

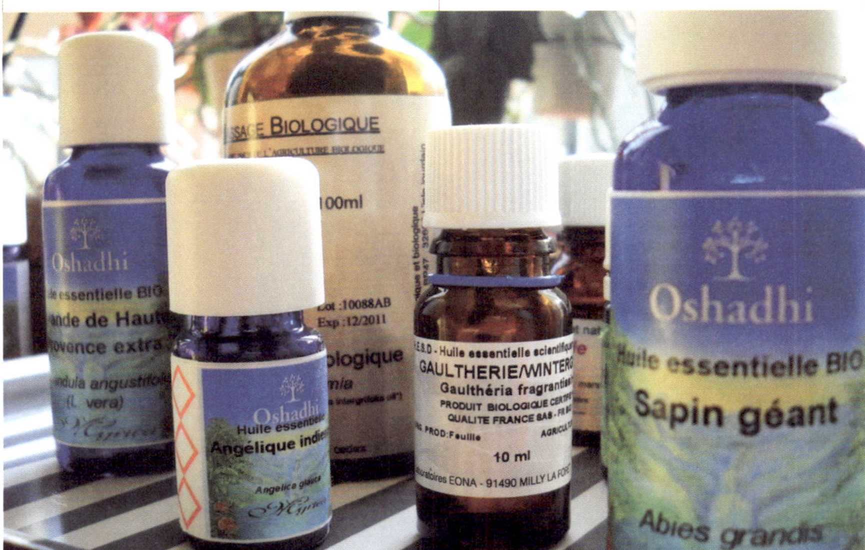

Combien de cures par an et quand ?

Il est possible et souhaitable de faire une à deux cures dépuratives par an au changement de saison (printemps et automne). Vous pouvez également faire une à deux cures supplétives selon les besoins.

Toute période de repos et de vacances sera également favorable pour effectuer une cure ou introduire de bonnes habitudes alimentaires.

Quand commencer une cure dépurative dite « détox » ?

En premier lieu, il est important de choisir avec soin un moment calme, propice à la détente (week-end prolongé, vacances...) et idéalement proche de la nature. Évitez les moments de fortes pressions physiques ou émotionnelles. Ne commencez pas une cure si vous vous sentez vulnérable, ou tout de suite après une grippe ou autres infections. Il faut en avoir vraiment envie.

Sur des programmes longs (plus de cinq jours), certains troubles peuvent survenir : migraines, boutons, fatigue, irritabilité... Buvez toujours beaucoup d'eau ou tisanes et évitez les analgésiques qui augmentent la charge toxique. Prenez du repos, vous êtes en phase de dépuration.
Si ces troubles persistent, arrêtez la cure.

La préparation de la détox

- Prenez le temps de préparer votre corps (si vous consommez six tasses de café par jour, diminuez progressivement avant de passer aux simples thés et tisanes). Idem pour le sucre, l'alcool et la viande pour arriver la veille de la cure à un repas végétarien.
- Prévoyez un moment de repos, sans impératifs ni obligations.
- Rapprochez-vous de la nature (bord de mer, campagne, forêt...) ou d'un endroit calme.
- Déconnectez-vous au maximum du téléphone, email, jeux vidéos... ou de relations « polluantes ».
- Videz vos placards et réfrigérateurs d'aliments raffinés ou contenant caféine, sucre, graisse saturée.
- Faites le plein d'ingrédients, jus, tisanes d'origine biologique, d'eau de source ou d'autres produits (huiles essentielles, argile...).
- Procurez-vous les ustensiles requis : panier vapeur, centrifugeuse, diffuseur d'huiles essentielles...
- Pensez aussi aux lectures, musiques, films qui accompagneront agréablement vos journées.
- De la même façon que vous y êtes entré, sortez en douceur de votre programme santé, restez à l'écoute de votre corps et réintroduisez progressivement certains aliments.

Ai-je besoin d'une cure santé ?

Si un ou plusieurs de ces signes vous concernent, programmez une cure :

- Fatigue chronique
- Sommeil perturbé
- Cheveux ternes ou gras ou avec pellicules
- Éruptions cutanées ou teint brouillé ou terne
- Constipations ou troubles intestinaux
- Douleurs musculaires ou articulaires
- Peau sèche et démangeaisons
- Manque de concentration
- Allergies
- Sinusites chroniques
- Rétention d'eau
- Humeur changeante
- Cellulite persistante
- Bouffées de chaleur
- Anxiété, déprime
- Eczéma
- Mauvaise haleine
- Aérophagie
- Stress

Nota :

Ce livre est à visée didactique et les conséquences des conseils proposés n'engagent que vous. Si vous avez un doute quant à votre vitalité ou que vous êtes sous surveillance médicale, demandez conseil à un médecin ou à un naturopathe avant de commencer une cure détox ou pour un programme ad-hoc.
Il est nécessaire d'adapter un réglage alimentaire en fonction de la constitution de chacun et en rapport à son activité, son âge, au climat. La femme enceinte est un cas particulier qui demande un suivi personnalisé.

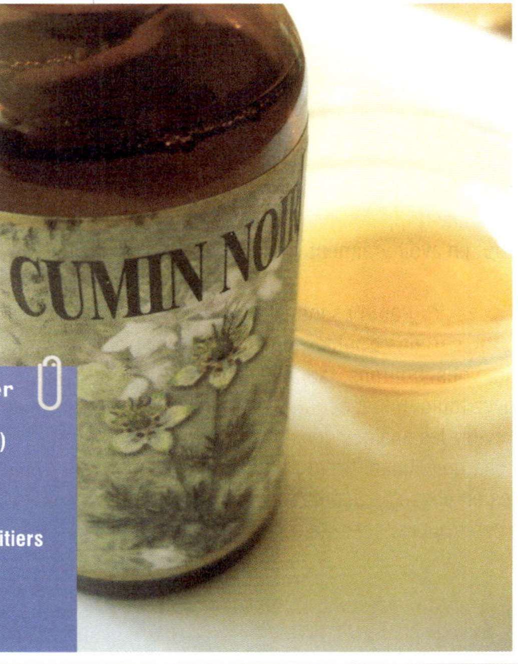

Mémo des aliments à éviter pendant une cure
(en préparation et juste après aussi)

- Aliments raffinés
- Huiles végétales hydrogénées *
- Aspartame
- Additifs
- Alcool
- Blé
- Caféine
- Produits laitiers
- Sucre
- Viande

1

Les changements de saison sont le moment idéal pour commencer une cure. En effet, à chaque saison, le corps doit s'adapter à de nouvelles conditions : changement de lumière, de température... et certains organes ont besoin d'être soutenus ou drainés pour vous maintenir au top de votre forme.

par saison

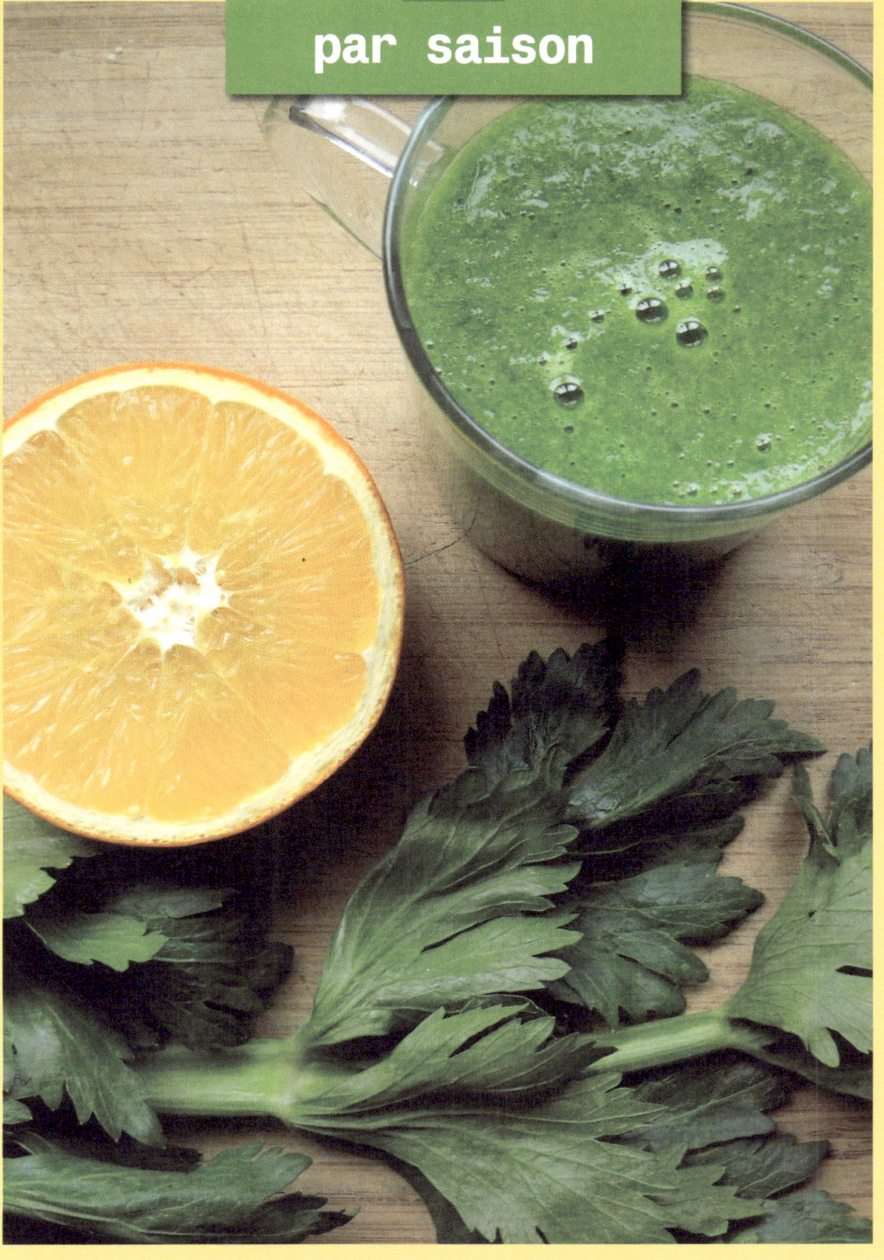

1. cure d'automne

Gardez le bénéfice de l'été, attaquez la rentrée et rentrez dans l'hiver dans une forme olympique, c'est possible grâce à une cure d'automne à base de raisins biologiques. Appelée aussi cure Uval (uva = raisin), cette cure sollicite tous les émonctoires * : le teint s'éclaircit, le rein et le foie sont drainés en profondeur sans agressivité, les intestins, doucement balayés par les fibres, se régénèrent. Les anthocyanes et bio-flavonoïdes concentrés dans les peaux et pépins sont de précieux anti-oxydants régulateurs de pH *. Particulièrement digeste, désintoxiquante et revitalisante, c'est une véritable cure de jouvence pour l'organisme.

- **Type de cure :** dépurative
- **Durée :** vous pouvez faire cette cure sous plusieurs formes :
  - monodiète (un aliment unique au repas du soir) une fois par semaine (facile) ;
  - mini-cure : 3 à 5 jours, (moyen) ;
  - cure moyenne de 7 à 10 jours (demande de la pratique) ;
  - cure longue : 21 jours. Sans une certaine pratique, ne dépassez pas une semaine la première saison.
- **Pour qui :** cette cure convient à tout type de personne, anémiée, rhumatisante, obèse, hypertendue, constipée, avec du cholestérol
- **Contre-indication :** personnes insulino-dépendantes

Ingrédients

- 2 kg par jour de raisins blancs (doux mais moins vitaminés) ou raisins noirs (plus taniques, plus irritants), impérativement biologiques pour éviter les risques d'irritation dus aux traitements chimiques.
- Lavage abondant à l'eau vinaigrée.

Déroulement : après 1 à 2 journées végétariennes, sans café ni alcool. Consommez en 3 à 6 prises par jour 2 kg à 2,5 kg de raisin.

Bon à savoir

Pour les sportifs : trois jours avant une prestation sportive intense, ajoutez à vos repas une livre de raisins à 11 h et une livre à 18 h.

* voir lexique p. 106

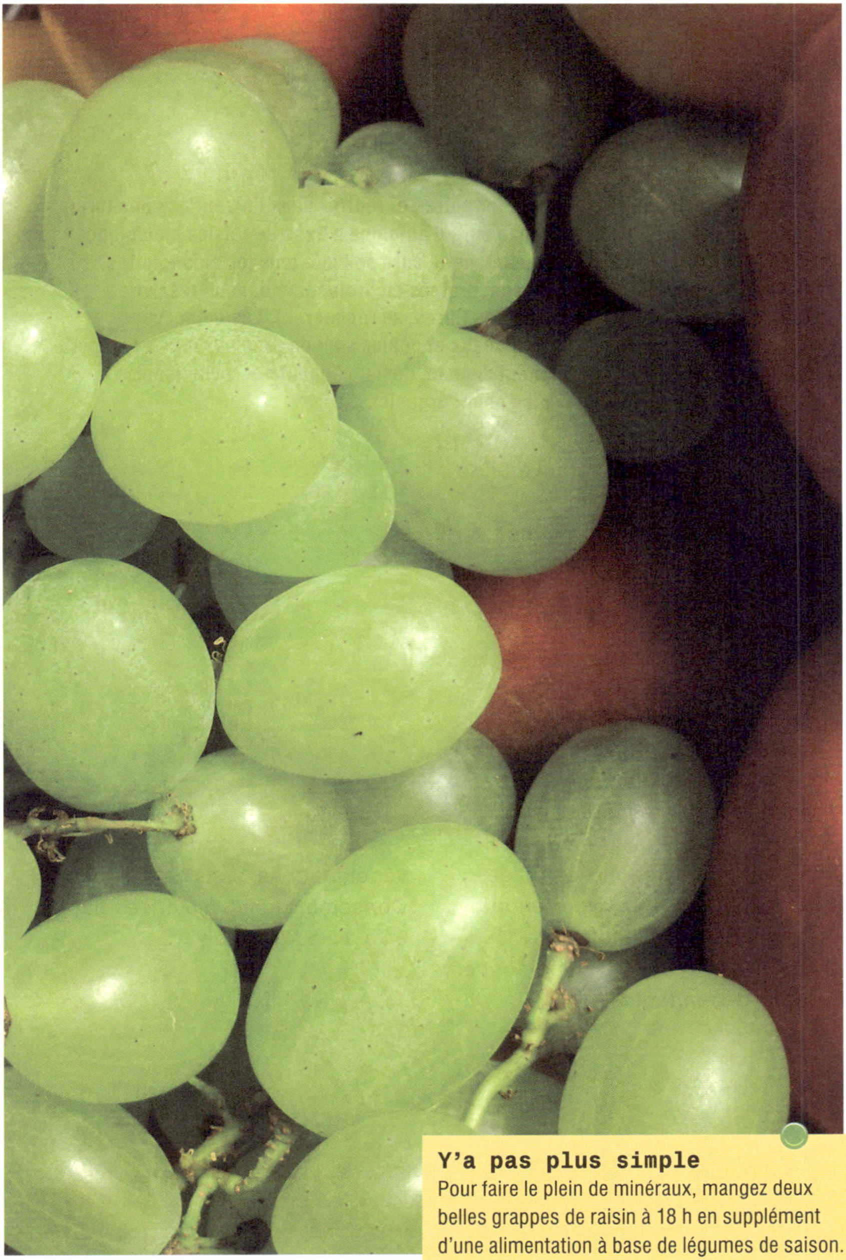

Y'a pas plus simple

Pour faire le plein de minéraux, mangez deux belles grappes de raisin à 18 h en supplément d'une alimentation à base de légumes de saison.

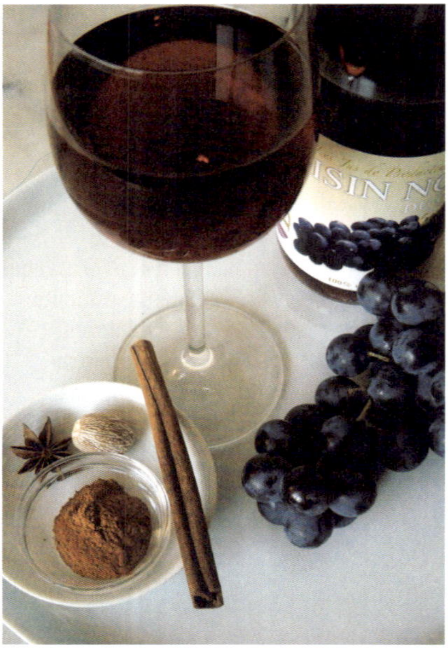

Vin chaud sans alcool

Ingrédients pour 1 litre

- 500 ml de jus de raisin bio
- 500 ml d'eau de source
- 1 c. à c. de cannelle
- 1 pincée de noix de muscade

• Faites chauffer à feu doux le jus de raisin et les épices.
• À l'apparition de petites bulles, ajoutez l'eau de source et portez à faible ébullition.
Dégustez chaud ou tiède.

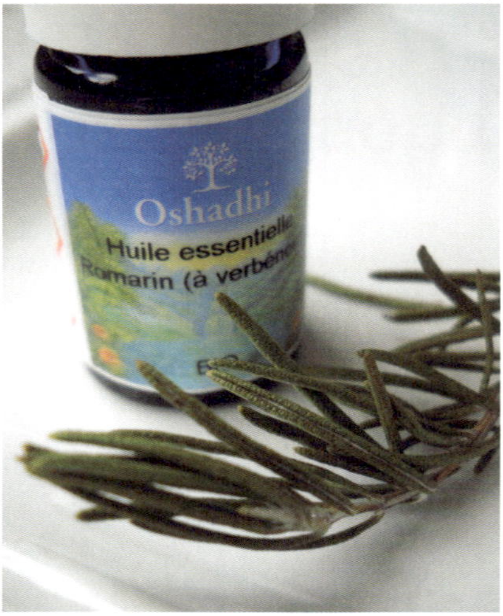

Huile de massage pour le foie

Flacon de 30 ml

- HE Rosmarinus a verbenon (romarin a verbenon) 60 gouttes
- HE Daucus Carotta (carotte) 25 gouttes
- HE Gaulteria procubens (Gaulthérie couchée) 10 gouttes
- HV macadamia

• Dans un flacon de 30 ml, versez les huiles essentielles comme indiqué ci-dessus puis remplissez le reste du flacon d'huile végétale de macadamia.
• Appliquez en gestes lents sur la zone du foie, matin et soir.
Ce mélange aromatique supporte le foie et la vésicule biliaire dans leurs fonctions.

2. cure d'hiver : booster son immunité

La lumière se fait rare, la fatigue gagne du terrain, il est temps de penser à son système immunitaire avant que la grippe ou la gastro saisonnière ne vous rattrapent. Éloignez-vous de vos voleurs d'énergie comme le café, le sucre blanc, l'alcool et le manque de sommeil. Invitez à votre table les produits de la ruche qui fournissent des nutriments glucidiques (miels), des vitamines B (pollens), des complexes hormonaux équilibrants (gelée royale) et des arômes antiseptiques et anti-oxydants (propolis). La synergie de ces différents produits assurent une puissante et rapide revitalisation de l'organisme.

- **Type de cure :** supplétive
- **Durée :** de 7 jours à 3 mois, facile
- **Pour qui :** pour tous à partir de 4 ans. Utilisée pour les enfants en retard de croissance ou ayant peu d'appétit
- **Contre-indication :** les diabétiques utiliseront plutôt la gelée royale et la propolis que le miel.

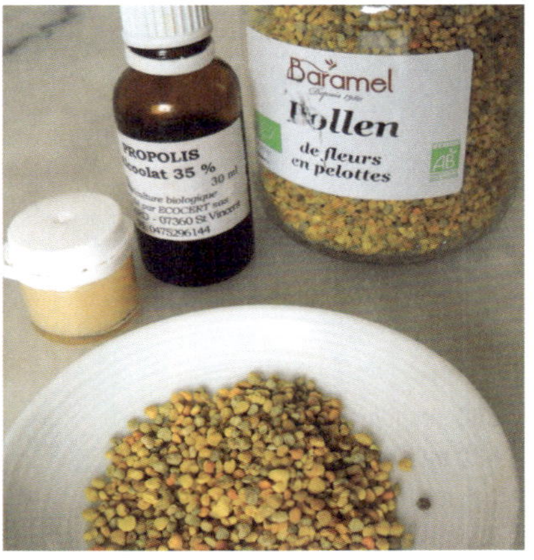

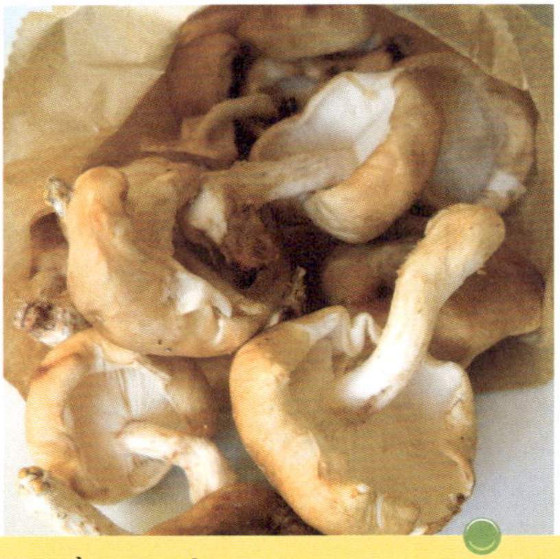

Bon à savoir

Pensez aussi au shitaké ou lentin du chêne qui agit comme stimulant immunitaire. Il contient glucanes, lentianes, vitamine D et mannitol.

Mélange de la ruche

Ingrédients

- 250 g de pollen en pelotes
- 10 g de gelée royale
- 30 ml d'extrait liquide de propolis
- 0,5 kg de miel crémeux ou liquide

- Mélangez le tout.
- Consommez 3 à 4 fois par jour, 1 c. à s. pur ou dans une tisane. Pour les enfants, réduire la dose à 1 c. à c. 2 à 3 fois par jour.

Soupe aux shitakés

Ingrédients

- 1 l de bouillon de volaille
- 100 g de champignons shitakés frais
- 2 c. à s. d'huile d'olive
- 2 carottes
- 1 oignon
- 2 c. à s. de sauce soja
- 1 c. à c. de sel

Pour faire un plat complet, ajoutez 200 g de nouilles de riz en même temps que les champignons puis servir.

• Lavez les champignons, retirez le pied puis coupez-les en deux.
• Émincez l'oignon et coupez les carottes en julienne.
• Faites revenir 4 min dans l'huile l'oignon et les carottes puis ajoutez le bouillon de volaille.
• Ajoutez la sauce soja, portez à ébullition puis laissez mijoter 5 min.
• Ajoutez les champignons et laissez mijoter pendant 2 min.

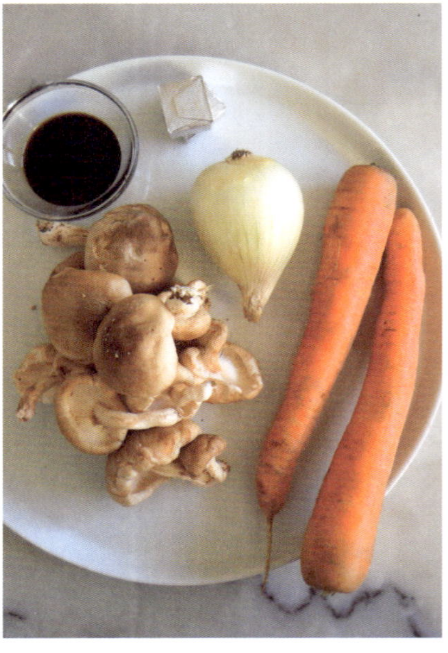

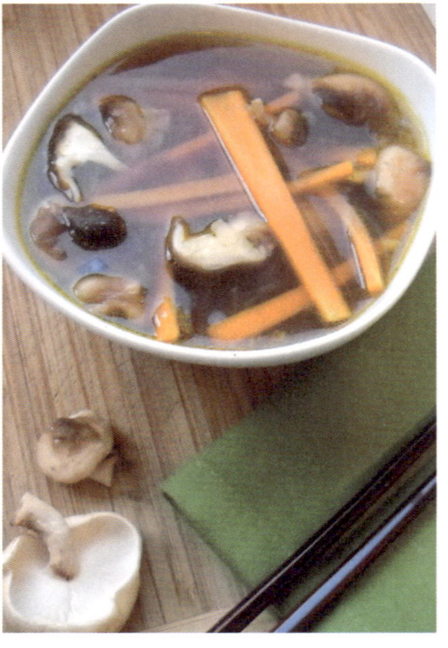

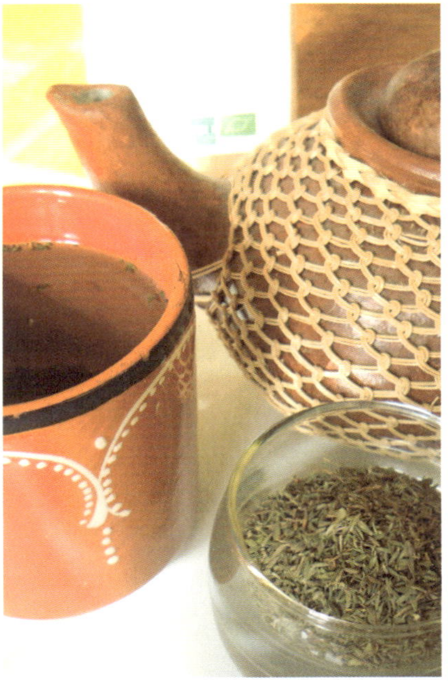

Tisane de l'immunité

Ingrédients pour 1 litre de tisane

- 1 c.à c. de thym
- 1 c.à c. de cynorrhodon
- 1 l d'eau de source

• Portez à ébullition l'eau et les plantes, laissez bouillir à feu doux 10 min afin de réaliser une décoction.
• Filtrez puis versez dans un thermos pour garder la chaleur.
Boire chaud ou tiède.

Huile de massage pour qu'aucun microbe ne passe

Flacon de 30 ml

- HE Cinnamomum camphora (ravintsara) 20 gouttes
- HE Melaleuca alternifolia (niaouli) 15 gouttes
- HE Thymus a linalol (thym a linalol) 5 gouttes
- HV macadamia

• Dans un flacon, versez les huiles essentielles comme indiqué ci-dessus puis complétez d'huile de macadamia jusqu'au remplissage complet.

En application sur le thorax 1 à 2 fois par jour.

Bon à savoir
Le système immunitaire est lié à la flore intestinale, prenez-en soin, voir p. 48.
La goyave est un bon stimulant immunitaire.

3. cure détox printemps : relancer l'énergie

La détox de printemps est au centre des cures santé. Elle permet de laisser les kilos de l'hiver derrière soi et de retrouver un peu plus d'énergie, en éliminant fatigue et morosité. Cette détox est basée sur un grand ménage de l'organisme par la chlorophylle, les vitamines et minéraux des végétaux grâce à l'absorption de légumes crus, cuits ou en jus et de smoothies verts. Les jus et smoothies verts redonnent du tonus, un wagon de vitamines et contribuent à détoxiner l'organisme non seulement au niveau digestif mais aussi au niveau des habitudes alimentaires. En effet, ces cocktails chlorophyllés nourrissent véritablement le corps et si vous tenez un peu à l'écoute de ce dernier, vous constaterez que vous n'avez plus envie de ces faux aliments mangeurs de nutriments tels que café, chocolat, sucreries.
La chlorophylle contient les huit acides aminés essentiels.

- **Type de cure :** dépurative ou supplétive.
- **Durée :** 7 à 10 jours en remplaçant un ou deux repas par un smoothie vert ou bien en cure supplétive toute l'année entre les repas.
- **Pour qui :** à partir de 16 ans en cure détox, à partir de 4 ans en supplément d'une alimentation normale.
- **Contre-indication :** aucune.

Déroulement : commencez par supprimer café, sucre, viande et laitages pour arriver à des repas légers majoritairement végétariens ou végétaliens.
Ensuite, les deux ou trois premiers jours, remplacez un de vos repas par des jus de légumes frais ou des smoothies verts, tout en gardant deux repas solides équilibrés.
Sur ces deux repas, veillez à augmenter l'apport de légumes et de salades.
Passez ensuite progressivement à un seul repas solide les trois-quatre jours suivants, pour terminer les deux derniers jours par des repas uniquement composés de jus ou smoothies.
Inversez ensuite le processus en réintégrant progressivement vos repas solides.
Sachez être à l'écoute des réactions de votre corps, pour faire d'éventuels ajustements. Par exemple, si des effets surviennent sur les derniers jours, ne vous forcez pas à suivre votre programme et faites un repas solide. Le mot d'ordre est douceur.
Buvez aussi beaucoup d'eau ou de tisane.

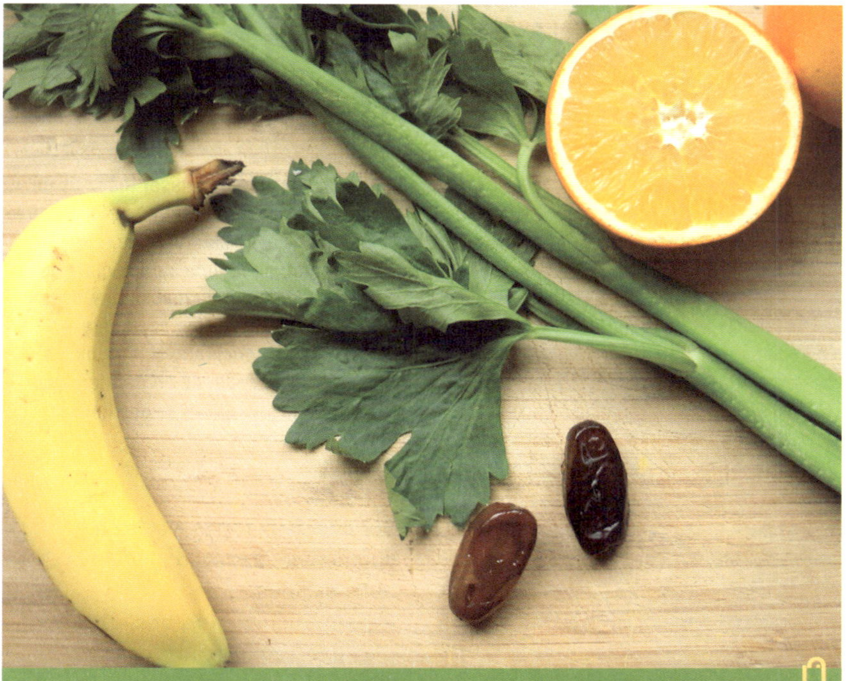

Recettes smoothies verts

Ces smoothies, non filtrés, ont été réalisés avec un robot mixer, ce qui donne une texture épaisse qui vous contraindra à mâcher et à saliver car mastiquer, c'est la santé !
Ils sont à consommer seuls, hors des repas.

Le plus vif (surtout à jeûn) mais vraiment bon au goût

Ingrédients

- 3 branches de pissenlit
- 1 orange
- 1 banane
- 2 dattes
- ½ l à 1 l d'eau de source

De la vitamine C à foison

Ingrédients

- 1 bouquet de persil
- 1 banane
- 1 poire
- ½ l à 1 l d'eau de source

Y'a pas plus simple
En cure supplétive : boire 1, 5 l de jus vert par jour, entre les repas.

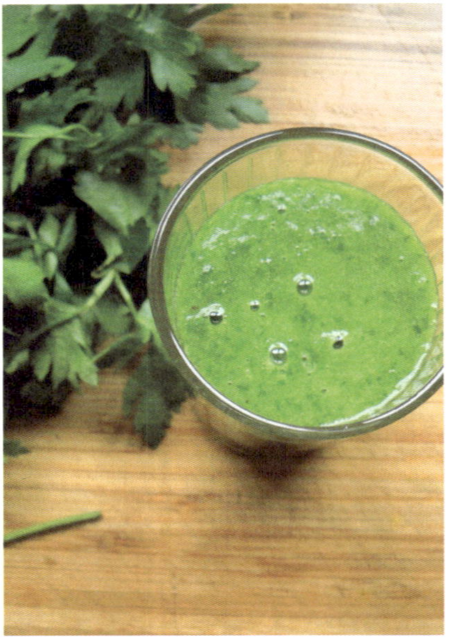

Le plus doux au goût

Ingrédients
- 1 botte de fanes de radis
- 1 banane
- 1 poire
- ½ pomme
- 1 datte
- ½ l à 1 l d'eau de source

• Lavez et coupez les ingrédients dans un robot. • Mixez et consommez aussitôt un verre.
• Réservez le reste au frais.
À boire dans la journée.

Y'a pas plus simple
Vous pouvez bien sûr ajouter à ces smoothies verts d'autres verdures telles que : spiruline, jeunes pousses d'herbe séchées...
Bonne dégustation !

Tisane aromatique pour le foie

Ingrédients
- 1 c.à s. d'hydrolat de carotte dans 1 l d'eau à boire la journée
- ou bien tisane de plantes sèches de bardane ou de romarin

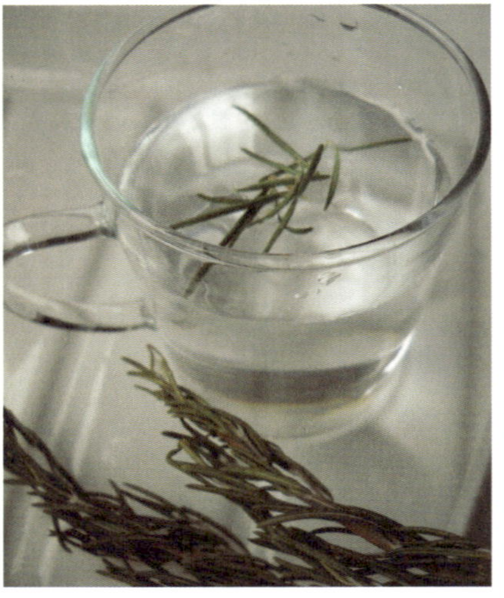

Mélange externe spécial « détox »

Flacon de 30 ml
- HE Rosmarinus a verbenon (romarin a verbenon) 20 gouttes
- HE Curcuma longa (curcuma) 20 gouttes

• Versez les HE puis remplissez le reste du flacon d'huile végétale de première pression à froid.
• À appliquer matin et soir en massage doux sur le ventre et, plus précisément, sur le foie.

pourquoi les jus verts ?

Appelés jus verts (si vous utilisez une centrifugeuse qui filtre les fibres) ou smoothies verts (si vous utilisez un simple mixeur qui produira un mélange plus épais et riche en fibres), ces boissons bourrées de chlorophylle sont un véritable atout santé aussi bien pour se purifier, potentialiser l'organisme, que pour faire le plein en minéraux et vitamines.

À elle seule la chlorophylle, agent nettoyant naturel le plus puissant, est une bonne source de magnésium, calcium, fer et oligoéléments.

Elle possède de nombreuses vertus :
- désintoxique et oxygène tous les tissus,
- maintient l'équilibre minéral acide base et évite la déminéralisation,
- lutte contre les radicaux libres *,
- assainit la flore intestinale * favorisant la santé de la flore probiotique *,
- améliore l'immunité,
- stimule les muscles, les nerfs et le cœur,
- combat la constipation,
- améliore la diurèse,
- abaisse le cholestérol,
- apporte de l'énergie directement assimilable : convertit le CO_2 en O_2, gaz indispensable à la vie cellulaire,
- lutte contre les mauvaises odeurs,
- protège le foie et le pancréas,
- régénère le sang,
- a un effet cicatrisant de contact (sur la peau et les muqueuses).

Il n'y a pas d'effets indésirables connus. Cependant, il est nécessaire de commencer à faible dose et d'augmenter au fur et à mesure afin que l'organisme, et notamment le système digestif, s'habitue en douceur à ce puissant détoxifiant.

Les smoothies verts se préparent à raison de 40 % de feuilles vertes (épinards, persil, cresson, mâche, laitue, coriandre, céleri, pourpier) et 60 % de fruits mûrs (banane, poire, pomme, pêche, datte...) avec plus ou moins d'eau selon la consistance désirée.

Ils se consomment en remplacement d'un repas ou en dehors des repas (éviter les mélanges notamment avec le gluten contenu dans le pain, les pâtes...). Il est important de penser à mâcher les fibres et à bien ensaliver la boisson.

Les enfants peuvent en consommer également et ils en apprécient souvent le goût sucré.

4. cure d'été : ayez la pêche !

Cette cure est basée sur un fruit de saison qu'il est rare de ne pas aimer : la pêche. Ce fruit à maturité est un bon diurétique et également un doux draineur intestinal. Il sera aussi l'ami des digestions épuisées. Préférez des pêches biologiques afin d'éviter les irritations digestives dues aux multiples traitements chimiques. Il est préférable d'enlever la peau de la pêche, de la manger crue ou en compote peu cuite. Les pêches de vigne sont de véritables régals gustatifs. La pêche a également des vertus diurétiques. L'été est une saison propice pour faire le plein d'anti-oxydants que l'on trouve en général dans tous les fruits et légumes colorés crus. Profitez de cette saison chaude pour donner en abondance à votre corps vitamines et minéraux sous forme de jus, de salades ou tels quels.

- **Type de cure :** dépurative.
- **Durée :** de 1 repas par jour en monodiète (facile), de 1 à 6 jours pendant les mois de juillet et août, voire début septembre.
- **Pour qui :** pour tous à partir de 16 ans.
- **Contre-indication :** aucune.

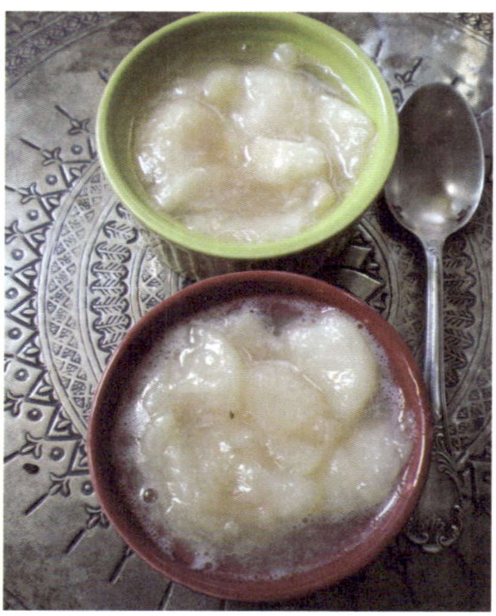

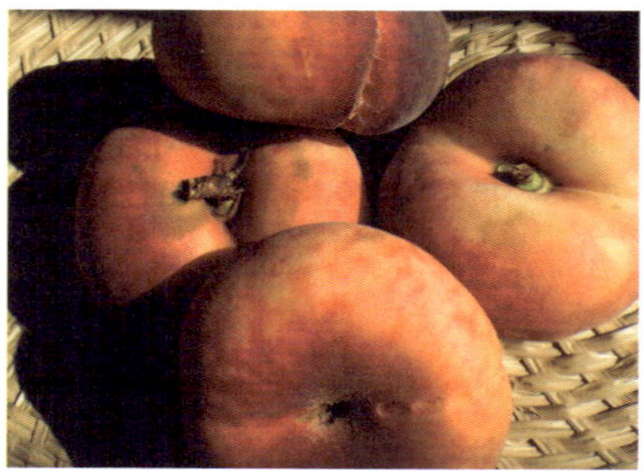

Compote de pêches de vigne

Ingrédients

- **1 kg de pêches de vigne**
- **1 branche de menthe fraîche (facultatif)**

- Épluchez les pêches et coupez-les grossièrement en morceaux.
- Disposez-les dans une casserole et faites-les cuire à feu très doux.
- Ajoutez-y les feuilles de menthe ciselées.

À déguster tiède.

Mojito sans alcool

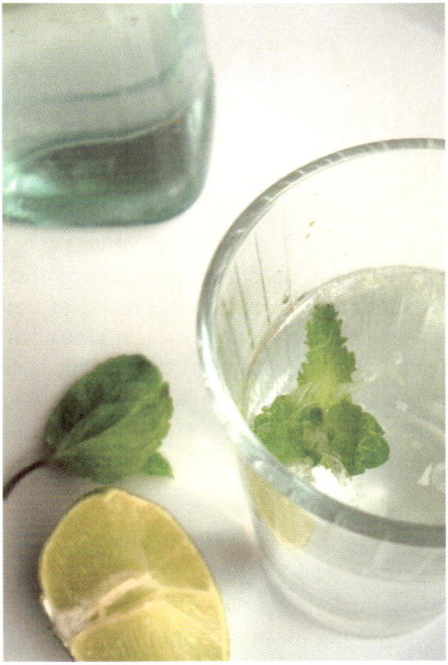

Ingrédients

- **eau pétillante (ou eau chaude)**
- **un jus de citron**
- **quelques brins de menthe fraîche**
- **glace pilée ou glaçons (facultatif)**

• Dans une carafe, mélangez le jus de citron, la glace, et les feuilles de menthe lavées et légèrement froissées afin d'en libérer l'arôme.
• Ajoutez-y une bonne dose d'eau gazeuse.

La recette s'adapte très bien sans glace. Si vous n'avez pas d'eau pétillante, vous pouvez ajouter 1 c. à c. de bicarbonate de soude.

les monodiètes

Les cures saisonnières ou monodiètes représentent l'équivalent des bénéfices que pourrait apporter un jeûne fait très en douceur. La monodiète consiste à consommer un seul aliment cru et cuit et/ou en jus pendant tout un (ou plusieurs) repas dans une journée.

Le principe est de mettre le corps au repos et d'utiliser l'énergie digestive et nerveuse ainsi économisée pour soutenir la fonction des organes-émonctoires *.

Cela permet au corps non seulement de se nettoyer en douceur mais aussi de se régénérer. L'organisme n'ayant plus à assimiler, il peut se consacrer à l'élimination et à la régénération. Les monodiètes travaillant en souplesse, les crises curatives ne sont pas à craindre.

Les contre-indications absolues sont : diabète maigre, grossesse, malades épuisés, phobies alimentaires, hypotension, cirrhose, tuberculose, cancer.

2

le stress - la fatigue

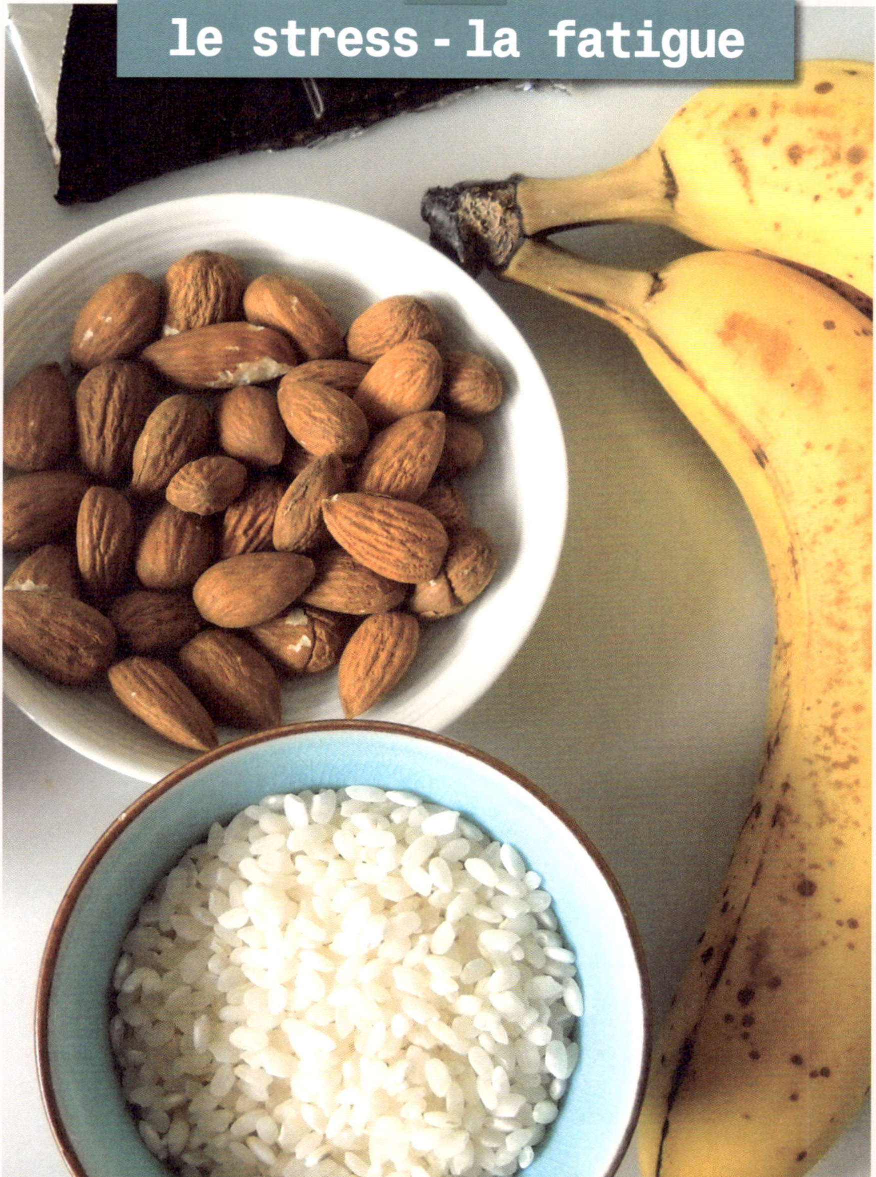

5. cure sommeil : pour retrouver un sommeil réparateur

Le sommeil est un élément à part entière du processus de santé : pendant le sommeil lent et profond, l'organisme poursuit l'assimilation des nutriments et élimine les déchets. Il se répare, comble ses pertes minérales, restaure les tissus, fabrique muscles et os, s'immunise et se renforce. Les raisons d'un mauvais sommeil sont multiples : activités professionnelles et familiales intenses, manque de repos, d'activité sportive, consommation d'excitants, dérèglement du foie ou des intestins, décalage horaire, période de vie difficile... Pour retrouver un sommeil réparateur, les aliments à base de tryptophane, précurseur de la sérotonine, hormone régulatrice de l'humeur et du sommeil et des oméga-3 sont un soutien précieux. Évitez également la consommation d'excitants après 15 h : café, thé, cacao, vin, tabac... et créez les conditions favorables à l'endormissement à partir de 19 h : ralentissez le rythme, ne tardez pas devant la télévision ou l'ordinateur et couchez-vous avant minuit. Le soir, favorisez des repas légers végétariens à base de riz, ou de pommes de terre et légumineuses ou avec du poisson ou des œufs. Consommez des tisanes sédatives à partir de 20 h.

- **Type de cure :** supplétive (facile).
- **Durée :** minimum 7 jours.
- **Pour qui :** tous, enfants inclus.
- **Contre-indication :** aucune.

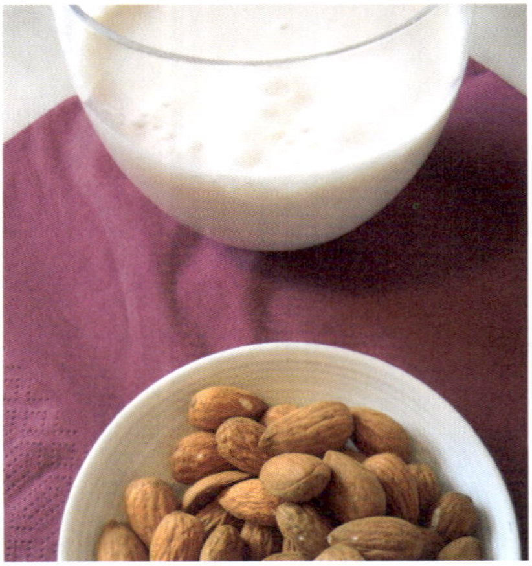

Ingrédients

Les aliments riches en tryptophane :

- la morue déshydratée • le riz complet
- les produits laitiers • les arachides
- les protéines de soja • les œufs
- le poisson • les légumineuses
- le chocolat • la banane
- les amandes et les noix de cajou
- la levure de bière...

Bon à savoir

Un repas trop riche en protéines peut nuire au sommeil car il peut augmenter la concentration sanguine de tyrosine, un acide aminé qui sert à la fabrication de la dopamine.
Ce neurotransmetteur est associé à l'activité motrice et à l'agressivité.

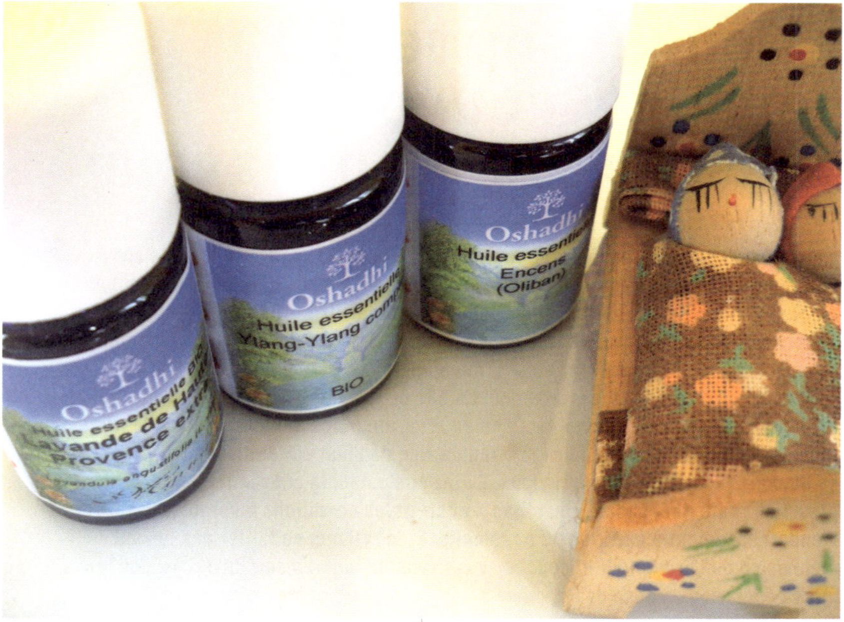

Mélange sommeil

Flacon de 30ml

- **20 ml HV macadamia**
- **HE Boswelia carterii (encens oliban) 15 gouttes**
- **HE Chamaemelum nobile (camomille romaine) 10 gouttes**
- **HE Lavandula vera (lavande vraie) 40 gouttes**
- **HE Cananga odorata (ylang-ylang) 10 gouttes**

• Versez les HE puis remplissez le reste du flacon d'huile végétale de macadamia.
À masser sur le cou, la poitrine, les poignets, les plis du coude et les pieds.

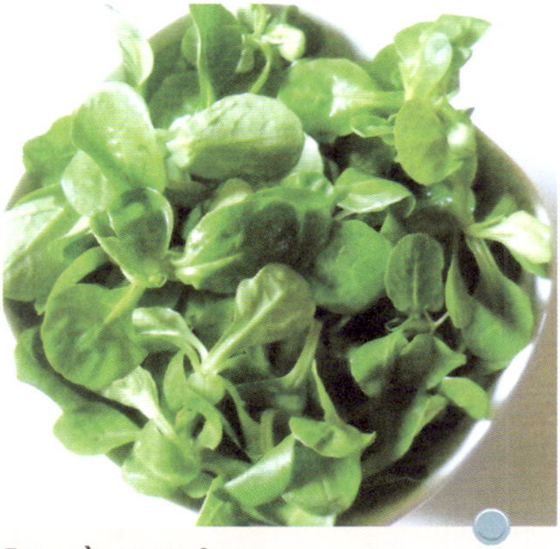

Bon à savoir

La mâche est intéressante à consommer le soir car elle est de la famille de la valériane, plante aux propriétés sédatives du système nerveux.

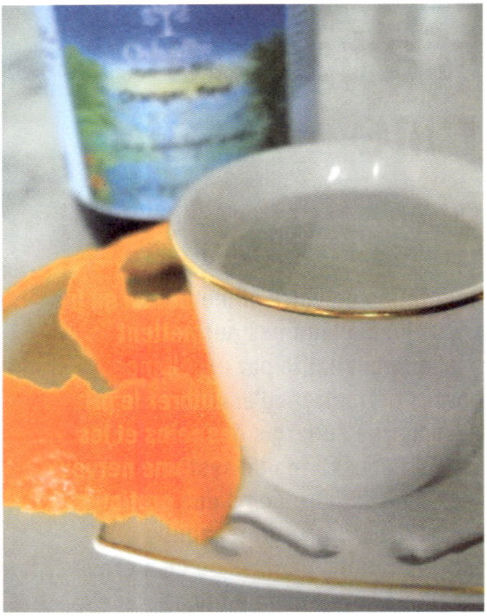

Café blanc

Ingrédients

- **1 c.à c. d'hydrolat de fleur d'oranger dans 1 tasse d'eau chaude**

Bon à savoir

Connue depuis des siècles pour ses propriétés sédatives, la fleur d'oranger permet également de calmer les toux quinteuses et les crampes d'estomac d'origine nerveuse.

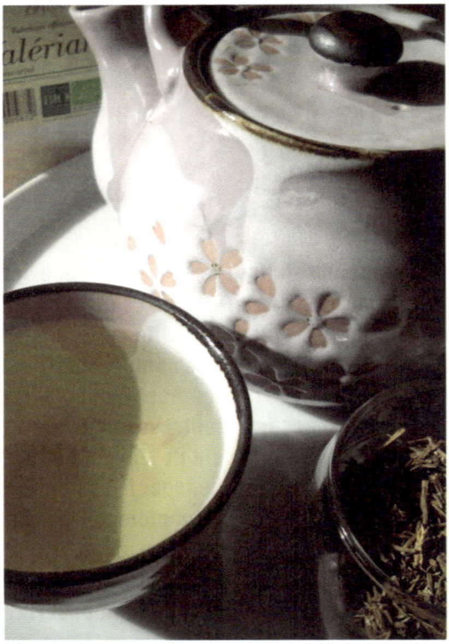

Tisane sommeil serein

Ingrédients

- **½ c.à c. de racines de valériane**
- **1 c.à s. d'Eschscholzia**

• Faites bouillir une casserole d'eau, puis versez sur les plantes.
• Couvrez et laissez-les infuser 15 min. Servir chaud ou froid.

Boire 2 tasses entre 19 h et 21 h.

Bon à savoir

Pratiquer régulièrement une activité sportive ainsi que la méditation favorise un sommeil régulier et récupérateur. Cependant, évitez les sports trop remuants après 19 h qui relanceraient l'attention.

6. cure anti-fatigue : restez en forme toute l'année

Cette cure anti-fatigue est basée sur une supplémentation de votre alimentation en jus de légumes, en graines germées et soupes miso. Ces jus de légumes permettent d'absorber une grande quantité de légumes crus, aliments vitalité par excellence. Les minéraux et vitamines contenus dans les légumes permettent d'équilibrer le pH sanguin. La soupe miso, à base de soja fermenté, recharge l'énergie des reins et les graines germées rajoutent à vos plats les vitamines B nécessaires au système nerveux. Il est essentiel également de s'accorder des pauses dans la journée ou des pratiques de respiration afin de ménager le système nerveux et d'éviter le surmenage.
Nota : La fatigue est un symptôme présent pour des situations banales ou plus graves. Elle peut être signe de carence, de mauvais sommeil, de surmenage tout comme elle peut être associée à une dépression nerveuse, une période d'incubation à une maladie infectieuse, à un dérèglement hormonal (thyroïde), voire à des troubles métaboliques (diabète, leucémie...) ou tumoraux. Dans tous les cas suspects ou sans rapide correction, consultez votre médecin.

- **Type de cure :** supplétive (facile).
- **Durée :** de 1 jour, pas de maximum.
- **Pour qui :** tous, enfants inclus.
- **Contre-indication :** aucune.

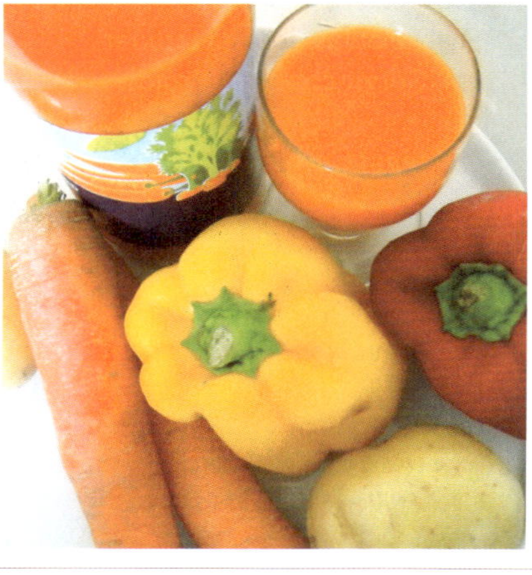

Déroulement : commencez par supprimer café et sucre. Remplacez-le par le thé vert ou la tisane. Ensuite, tout en gardant deux repas équilibrés, ajoutez un à deux verres de jus de légumes, un bol de soupe miso et des graines germées sur vos plats chauds. Sur ces deux repas, veillez à avoir un bon apport de légumes et éviter les fritures. Commencez l'usage du mélange d'huiles essentielles indiqué page 32. Si le besoin s'en fait sentir, vous pouvez ensuite ajoutez ponctuellement le cacao cru sous forme de smoothie, de dessert ou de fèves à croquer.

À boire : thé vert plutôt ou tisane chaude.

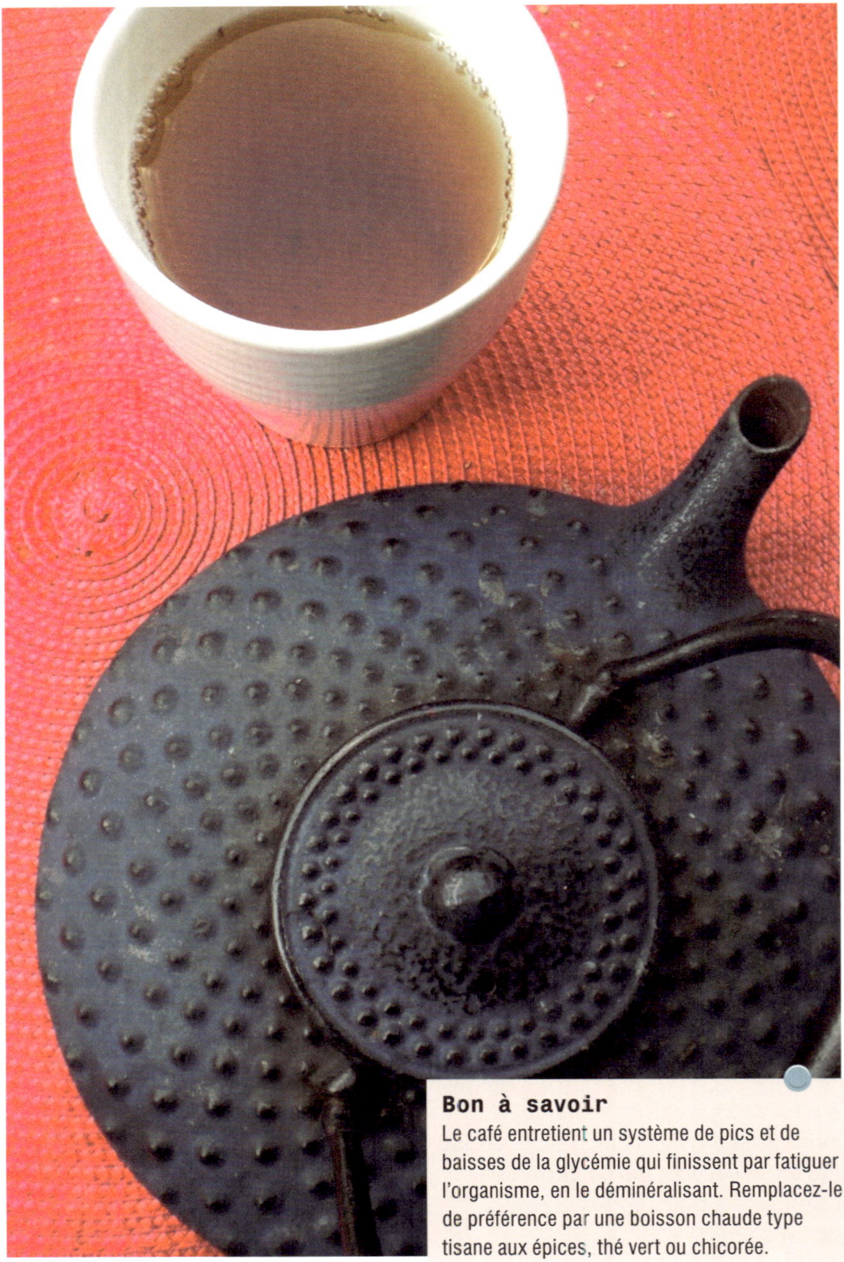

Bon à savoir

Le café entretient un système de pics et de baisses de la glycémie qui finissent par fatiguer l'organisme, en le déminéralisant. Remplacez-le de préférence par une boisson chaude type tisane aux épices, thé vert ou chicorée.

Tisane aux épices

Ingrédients

▮ 1 c.à s. de cannelle en poudre ▮ 1 clou de girofle ▮ 1 c.à c. de gingembre en poudre ▮ 1 c.à c. de cardamome en poudre ▮ 1 fleur de badiane ▮ 1 c.à s. sirop d'agave (facultatif) ▮ 1 l d'eau

• Dans une casserole d'eau froide, versez les épices et portez à ébullition 2 min. • Couvrir 10 min. • Ajoutez le sirop d'agave, mélanger.
Servir chaud.

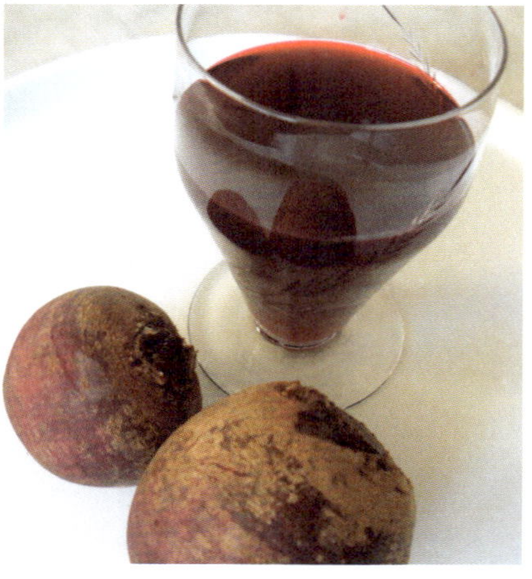

Recette de jus de légumes

Ingrédients

▮ 1 betterave ▮ 1 carotte ▮ 1 pomme

• Passez tous ces ingrédients à la centrifugeuse ou achetez en boutique bio les excellents jus de betterave «Breuss». À boire entre les repas ou en apéritif.

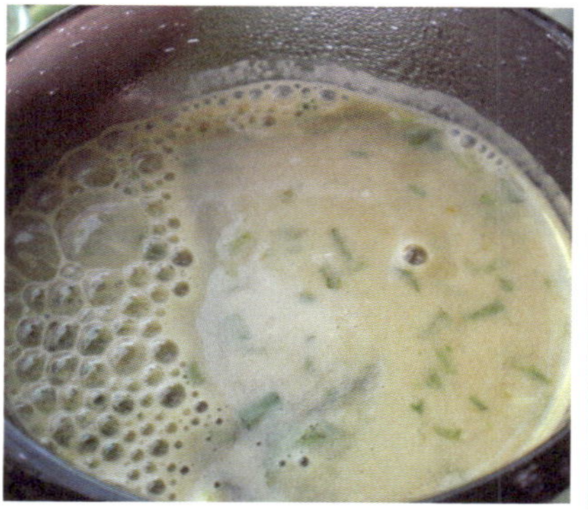

Recette soupe miso

Ingrédients

▮ 1 c.à s. de pâte miso,
▮ 2 c.à s. d'algues nori fraîches
▮ 500 ml de bouillon
▮ quelques brins de ciboulette ou coriandre
▮ 100 g de tofu (facultatif)

• Faites tremper les algues fraîches dans un peu d'eau pendant 5 min.
• Égouttez-les et hachez-les.
• Chauffez le bouillon et y délayer la pâte miso.
• Ajoutez les algues et le tofu. Laissez frémir 5 min.
• Ajoutez les herbes lavées et ciselées.
Servir aussitôt.

Bon à savoir

Il est important de manger chaud lorsque l'on est fatigué et d'éviter les salades.

Smoothie turbo

Ingrédients
- 1 banane
- 2 dattes
- 3 fèves de cacao
- ½ verre de lait d'amande

• Versez le lait, la banane coupée en morceaux, les dattes dénoyautées et coupées et les fèves de cacao concassées.
• Passez le tout au blender.

Le smoothie, déllicieux et ultra dynamisant, est à boire au petit déjeuner ou en encas.

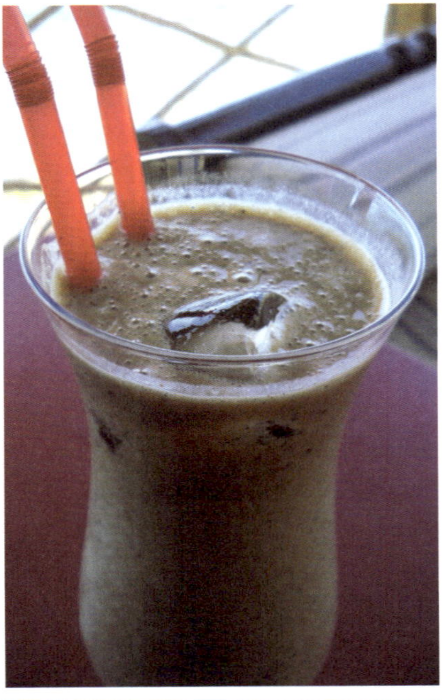

Recette de boulettes de cacao cru

Ingrédients
- 1 tasse d'oléagineux (amande, sésame, noix...)
- ½ tasse de dattes
- ⅓ tasse de cacao cru

Pour le glaçage :
- 3 c.à s. de beurre de cacao
- 3 c.à s. de cacao cru
- 1 c.à s. de sirop d'agave

• Réduisez en poudre les oléagineux et hachez les dattes, mélangez les deux au cacao jusqu'à former un mélange homogène.
• Faites des boulettes de la grosseur d'une noix.
• Faites fondre doucement le beurre de cacao, ajoutez-y le cacao et le sirop d'agave, bien mélanger.
• Roulez les boulettes dans le mélange et placez au frais 1 h avant dégustation.

Y'a pas plus simple

Adoptez les huiles essentielles de pin sylvestre et/ou d'épinette noire. Ces huiles essentielles dynamisent sans énerver. Dès le matin, versez une goutte d'huile essentielle de votre choix sur le dos de vos mains, penchez-vous légèrement en avant les genoux pliés, et tapotez-vous le dos de vos mains au niveau des surrénales (côtes flottantes).

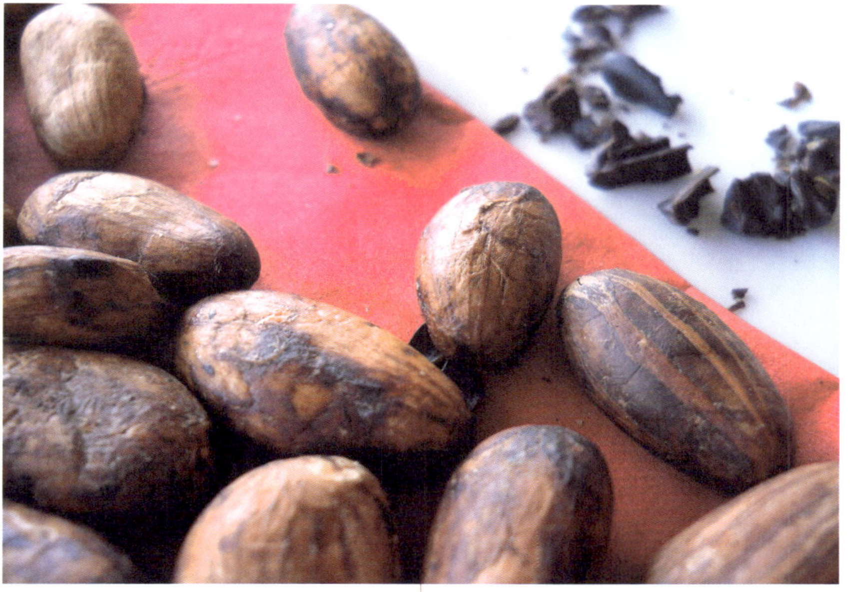

le chocolat cru

Le chocolat cru est un chocolat non torréfié et travaillé à moins de 43°C. L'absence de « cuisson » lui permet de conserver toutes ses propriétés nutritives :

- les précieuses enzymes ;
- les antioxydants ;
- un taux très élevé de magnésium ;
- des oligo-éléments (fer, phosphore, potassium) et la théobromine, substance naturelle stimulante et favorisant la bonne humeur !

Le cacao est aussi connu pour améliorer les capacités cognitives et agit comme un véritable anti-stress. Il contient également des neurotransmetteurs. Parmi eux, la sérotonine qui aide à garder active la chimie du bien-être dans le cerveau en produisant une sensation d'euphorie.

Ce produit peut entraîner une intolérance totale chez les uns ou, au contraire, être hyper-stimulant chez les autres.

Il est conseillé d'en consommer de façon occasionnelle, lorsque vous avez besoin d'un petit booster d'énergie par exemple, mais pas plus de 3 jours de suite et jamais après 15 h.

7. cure pour remonter son taux de fer : sortir de l'anémie

Règles abondantes, surmenage, alimentation carencée en protéines... de nombreuses femmes sont atteintes régulièrement d'anémie. Certains aliments, comme le thé, absorbent le fer, et d'autres au contraire, comme la vitamine C, renforcent son absorption. Vos alliés seront l'ortie, la spiruline (algue d'eau douce riche en fer), les vitamines C, B1, B3, B12, calcium, manganèse, phosphore et protéines ainsi que les baies de mulberries riches en fer et vitamine C.
Autres aliments riches en fer : persil (voir recette p. 19), algue nori, algue kombu, wakamé, iziki, graines germées de radis, alfalfa, brocoli, poireau, tamari, prune d'umeboshi, azuki, lentilles, quinoa, avoine, épeautre, orge, amarante, millet, sésame, lait d'avoine, lait d'amande, lait de coco.

- **Type de cure :** supplétive (facile).
- **Durée :** entre 15 jours et 2 mois (facile).
- **Pour qui :** tous, enfants inclus.
- **Contre-indication :** les personnes atteintes d'hyperthyroïdie qui doivent éviter la spiruline et les algues.

L'anémie touche de nombreuses femmes, si le réglage alimentaire et la cure de spiruline ne suffisent pas et que la fatigue persiste, faites faire des recherches sur une possible intoxication au mercure ou aux métaux lourds.

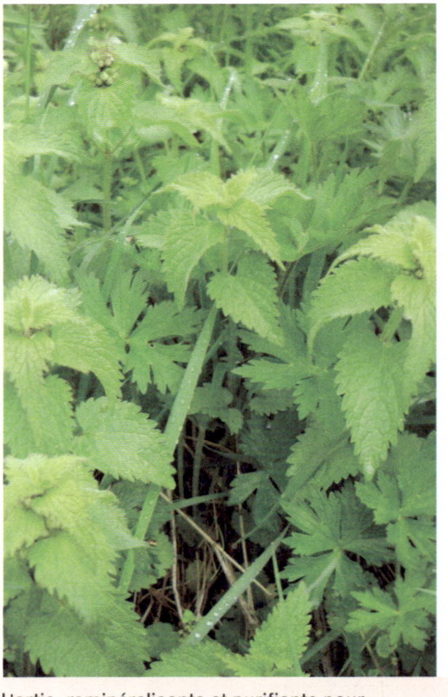

L'ortie, reminéralisante et purifiante pour l'organisme.

Tarte aux orties

Munissez-vous de gants et allez cueillir les orties. Effeuillez les branches et lavez les feuilles soigneusement à l'eau vinaigrée. Hachez ensuite les feuilles.

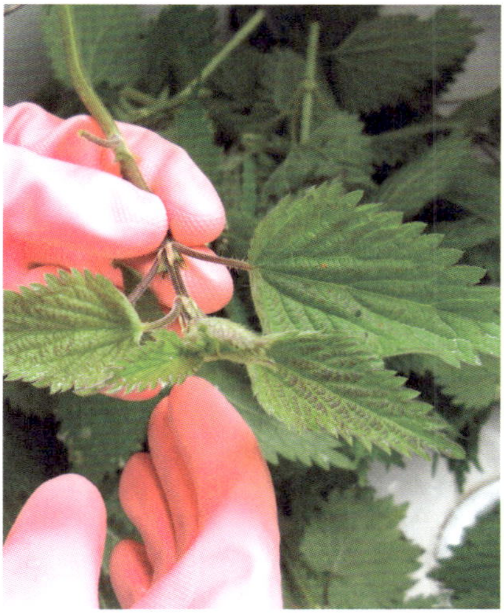

Ingrédients

- 1 oignon
- 2 gousses d'ail
- 2 œufs
- 400 g d'orties effeuillées
- 250 ml de crème végétale
- sel, muscade
- 1 pâte à tarte

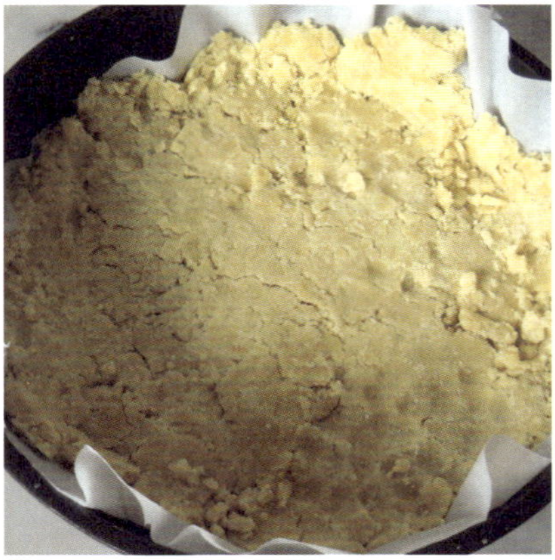

- Préchauffer le four à 220°.
- Faites fondre l'oignon émincé dans l'huile d'olive, ajoutez les orties effeuillées (en plusieurs fois car, crues, leur volume est important, mais tout cela va réduire) et faites cuire à feu très doux, à couvert, pendant 3 min.

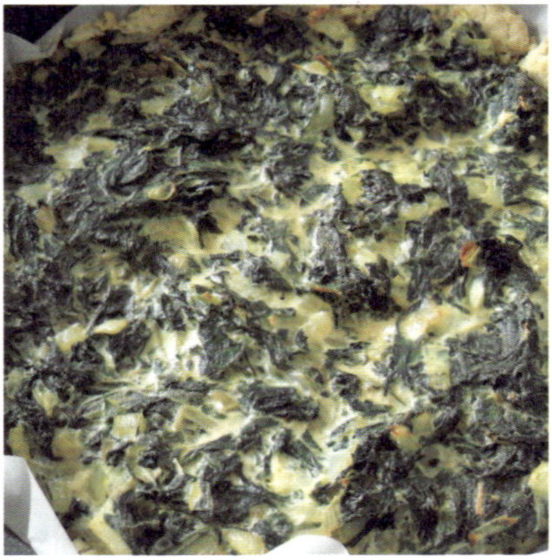

- Salez.
- Dans un saladier, bâtez la crème végétale, les œufs, l'ail pressé et la muscade.
- Ajoutez les orties et mélangez le tout.
- Versez sur la pâte à tarte étalée.
- Enfournez 20 min à 200°.

Crème de banane à la spiruline

Ce cocktail vitaminé pourra remplacer un petit déjeuner ou une collation à 17 h.

Ingrédients

- **1 banane**
- **¼ d'ananas**
- **1 bonne c. à c. de spiruline**
- **1 yogourt nature de brebis**
- **6 c. à s. de jus d'ananas ou le jus d'½ citron**

Couleur vert pâle, ce cocktail est un ravissement pour les yeux. Mais il est également rafraîchissant, énergétique, purifiant (si vos ingrédients sont bio), excellent pour renforcer le système immunitaire, et très digeste. La spiruline ne se dissout pas dans l'eau mais dans un corps gras. Vous pouvez aussi l'ajouter à vos vinaigrettes.

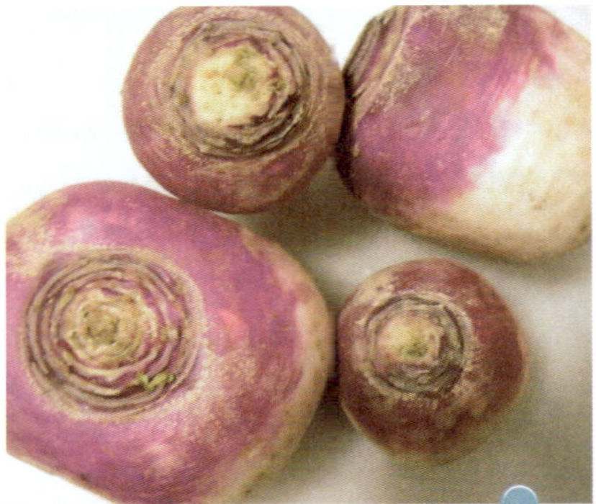

Bon à savoir

Le navet reconstitue le sang, idéal pour les personnes anémiées.

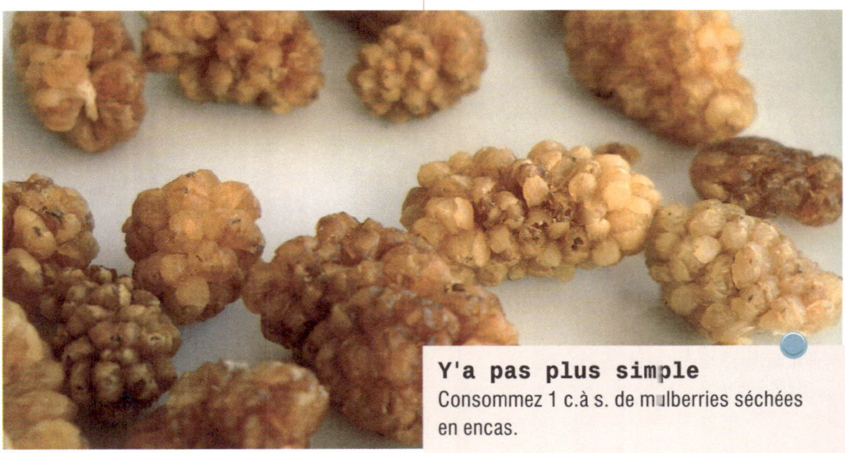

Y'a pas plus simple

Consommez 1 c.à s. de mulberries séchées en encas.

quelle eau boire pendant une cure ?

Boire de l'eau en quantité suffisante est nécessaire pour entraîner les impuretés. Il est conseillé de choisir une eau la moins minéralisée possible, faible en nitrate, avec un pH peu élevé (Mont Roucous, Rosée de la Reine, Source du Grand Barbier, Source d'Auvergne) pour qu'elle puisse se charger facilement. Si la consommation régulière de bouteilles en plastique vous dérange, vous pouvez adopter les filtres à osmose inverse à pouvoir filtrant plus poussé. L'eau du robinet dite « potable » est malheureusement un concentré alarmant de nitrates (entre 50 mg et 100 mg) et de chlore. Les nitrates sont liés à l'élevage intensif ainsi qu'à la surfertilisation des sols. Les nitrates, transformés en nitrites dans l'organisme, empêchent l'oxygénation de l'hémoglobine du sang et, à des doses massives, génèrent des maladies graves.

Eau hydroxydase, une cure à elle toute seule

Comme son nom l'indique, l'hydroxydase est oxydo-réductrice, et possède la propriété de faciliter les réactions caractéristiques des oxydases (enzymes ayant la propriété d'activer l'oxygène et sa fixation à d'autres substances qu'il transforme). L'hydroxydase présente la particularité de conserver, une fois embouteillée, l'intégralité des constituants minéraux et des propriétés qu'elle possède à la source. Chaque flacon contient quarante-huit milligrammes de magnésium ionisé et de nombreux autres oligo-éléments, ce qui représente une concentration optimale, mais non excessive, facilement assimilable et parfaitement tolérée. Cette eau possède de nombreuses propriétés :

- sa richesse en magnésium et en oligo-éléments en fait une eau adaptée pour les femmes enceintes, les personnes fatiguées et stressées, les sportifs ;
- elle détoxique l'organisme en détruisant les toxines et en les éliminant par diurèse (sous réserve d'une bonne hygiène de vie). Elle aide à combattre les surcharges métaboliques telles que le cholestérol, l'acide urique, l'urée, les lipides, les triglycérides... Une étude récente a notamment montré que des personnes effectuant une cure d'hydroxydase de trois semaines, à raison de trois flacons par jour et sans traitement associé, voyaient leur taux de cholestérol chuter de 2,97 à 2,45 grammes/litre ;
- elle peut être utilisée comme adjuvant au traitement de certaines formes de rhumatismes ;
- enfin, elle lutte contre les surcharges pondérales, l'obésité, ou la cellulite. Là encore, une étude a démontré qu'il était possible de perdre de un à quatre kilos au cours d'une cure de trois semaines.

Déroulement : boire 1 bouteille le matin et 1 bouteille l'après- midi, en dehors des repas et en une seule fois pendant 3 semaines. On peut aller jusqu'à 3 flacons par jour sur 30 jours.
En cure d'entretien : 1 flacon par jour sans limite de durée.

3

la digestion

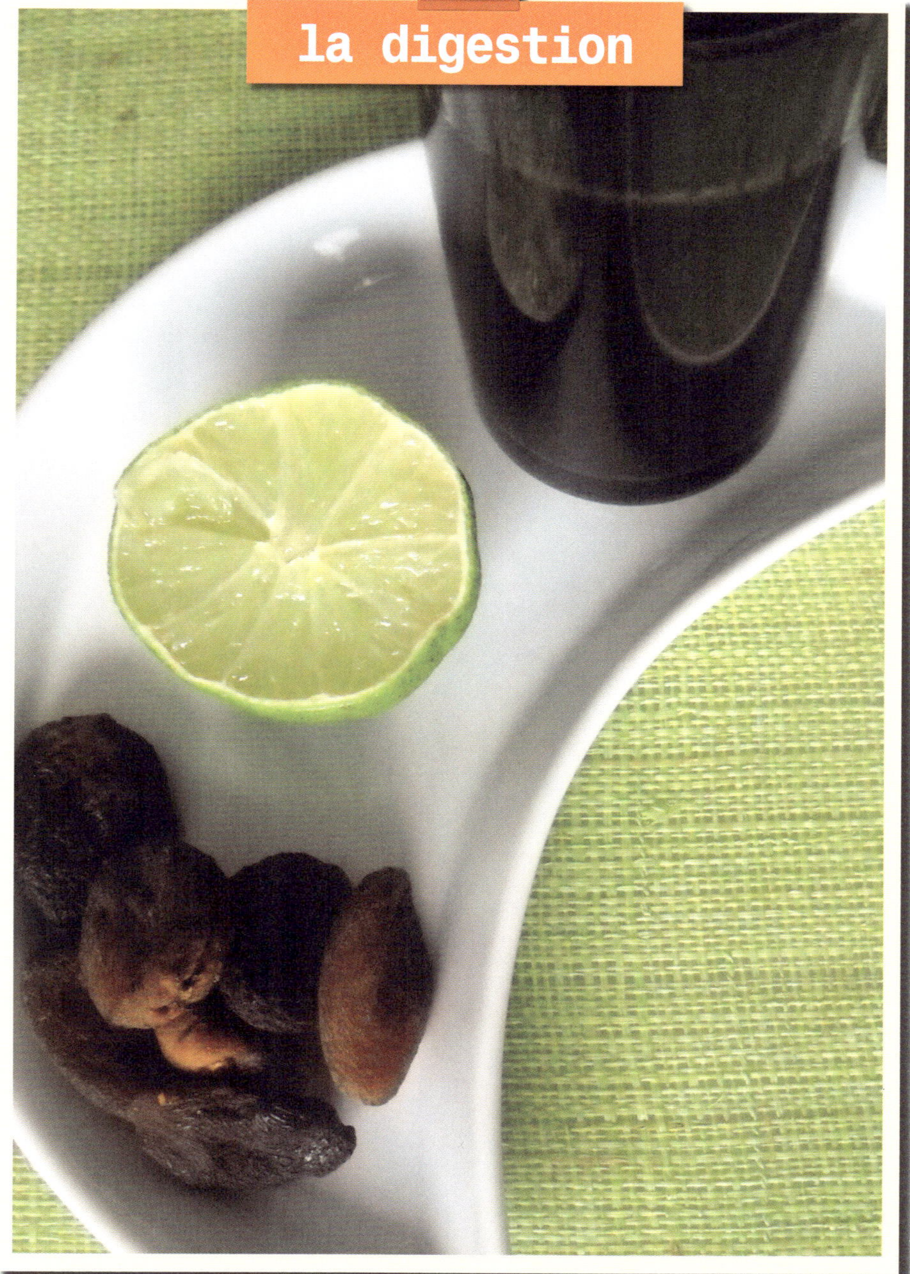

8. cure digestion légère

Selon les saisons, une monodiète pourra permettre au système digestif de se reposer, pomme, poire ou raisin à l'automne, pêche en été (voir cures de saison). Si cela ne vous tente pas, il existe quelques règles simples à adopter au quotidien pour une digestion harmonieuse. La majeure partie des digestions difficiles est due la plupart du temps à quatre facteurs : un foie paresseux ou surchargé, un manque d'enzymes digestives, une mastication insuffisante, une intolérance alimentaire.

- **Type de cure :** supplétive (facile).
- **Durée :** de 7 jours minimum et sans limite de durée.
- **Pour qui :** tous, enfants inclus.
- **Contre-indication :** aucune.

Adoptez ces quelques règles :

- Prenez le temps de mâcher, votre estomac vous le rendra.
- Mangez les fruits crus et les yaourts en dehors des repas.
- Rajoutez toujours une poignée d'aromates crus sur vos plats (persil, coriandre, aneth, ciboulette).
- Adoptez les huiles végétales de qualité de première pression à froid (noix, colza, lin).
- Évitez la surconsommation de viande, de café et rajoutez des fruits et légumes à votre alimentation.

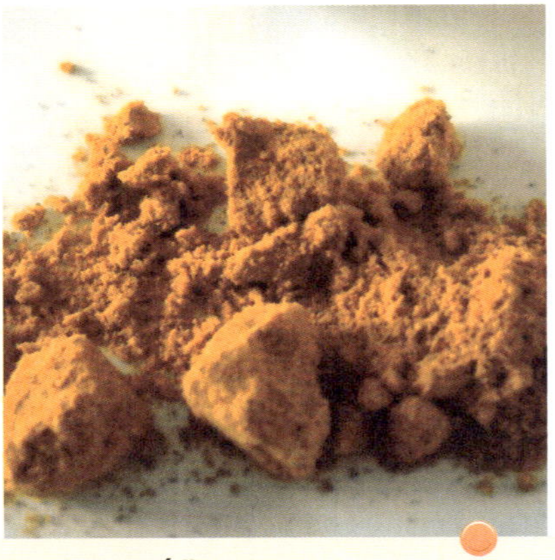

Le bon réflexe

Une pincée de curcuma sur vos viandes avant cuisson permet de neutraliser les purines.

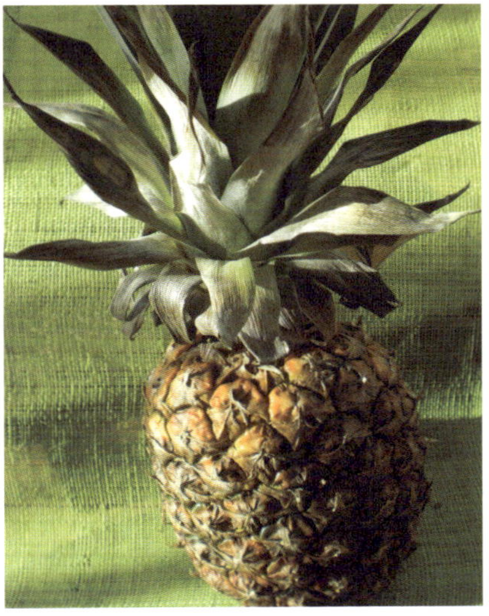

Cocktail digeste

Ce mélange ultra riche en enzymes protéolytiques aide à digérer la viande et les protéines en général.

Ingrédients

- ½ papaye
- ½ ananas
- 8 c. à s. de jus d'ananas

• Coupez la papaye et l'ananas en morceaux.
• Mixez les fruits avec le jus. Servez.

Y'a pas plus simple

Au petit déjeuner, ou à 18 h, coupez une papaye en dés et ajoutez quelques gouttes de citron ou dégustez quelques rondelles d'ananas frais.

Le saviez-vous?

Les fruits contiennent des fructo-oligo-saccharides (FOS) qui entretiennent la flore intestinale.

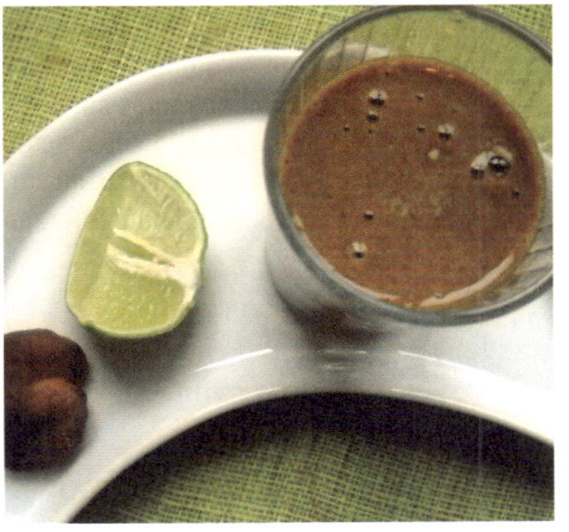

Cocktail transit

Ce mélange très doux est excellent pour le transit intestinal et aide à lutter contre la constipation.

Ingrédients

- 10 abricots secs trempés dans de l'eau chaude
- jus d'½ citron vert
- 15 cl de jus de pruneaux

• Coupez les abricots en petits morceaux.
• Dans un mixeur, ajoutez le jus de pruneaux, le jus de citron, les morceaux d'abricots et broyez le tout jusqu'à obtention d'un mélange homogène.

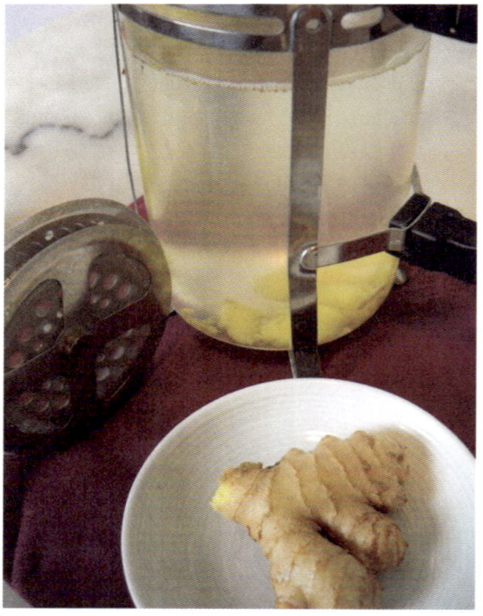

Tisane au gingembre

- Épluchez 1 cm de gingembre et coupez-le en rondelles, faites bouillir dans 200 ml d'eau.
- Édulcorez si besoin.

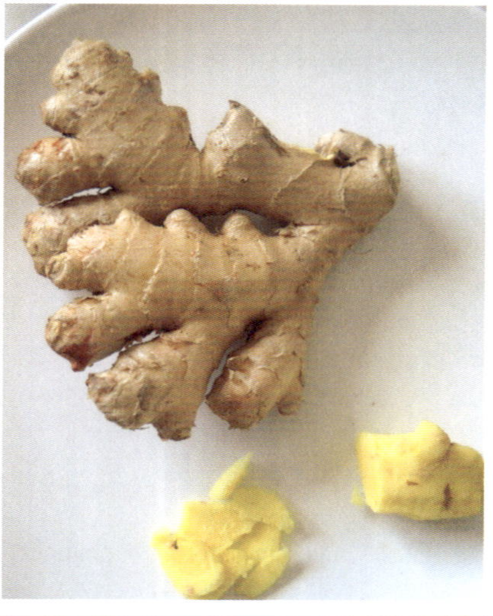

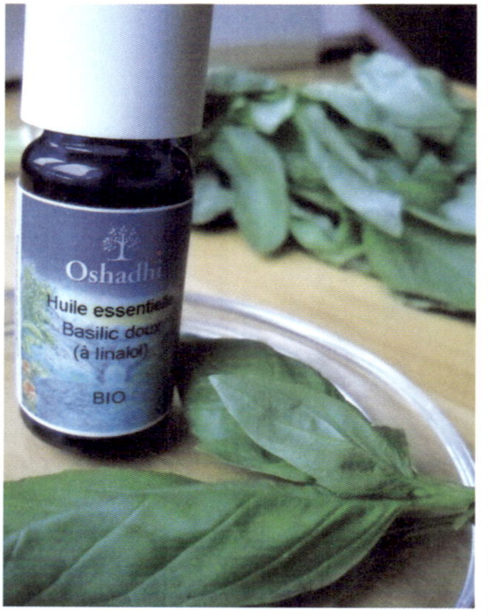

Huile de massage

Flacon de 30 ml

- **HE Occimum basilicum (basilic tropical) 40 gouttes**
- **HV macadamia 30 ml**

- Versez les gouttes d'huile essentielle et remplissez le reste du flacon d'huile de macadamia.
- Après le repas, massez-vous le ventre avec quelques gouttes de ce mélange.

Bon à savoir

Certains désordres digestifs peuvent provenir d'une intolérance alimentaire (gluten, laitage, œuf...) ou d'une infection.

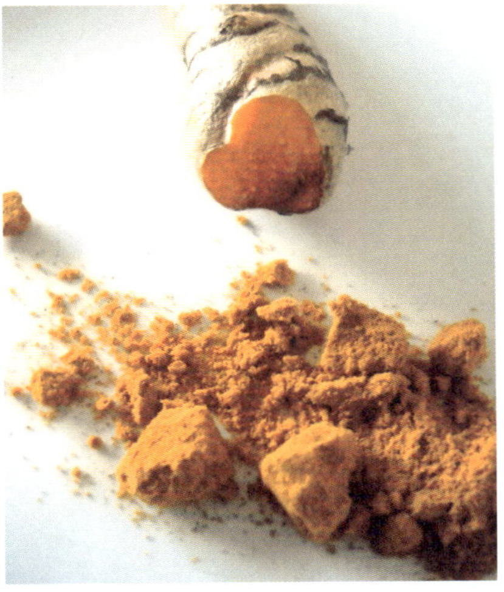

Bon à savoir

Diarrhée ? Consommez de l'argile verte, à fort pouvoir détoxiquant ou de l'argile blanche, plus douce. Versez en pluie 1 c.à c. dans un verre d'eau. Laissez poser 10 min minimum ou toute une nuit et boire l'eau au réveil. Renouvelez pendant 1 semaine (voir zoom sur l'argile p. 57).

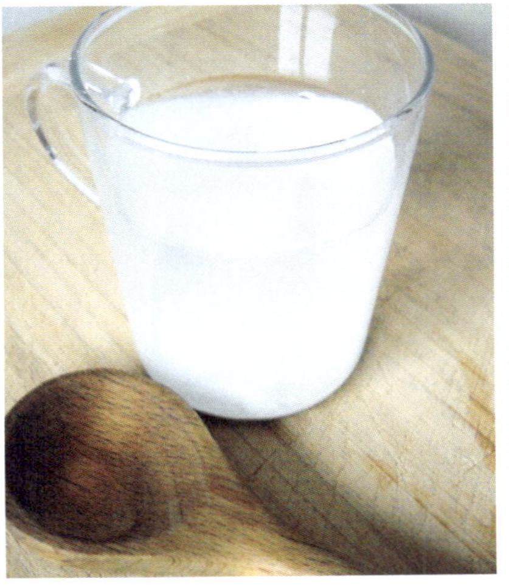

Bon à savoir

Intestins fragiles ? Si les fibres sont irritantes, consommez des jus de légumes et fruits cuits. Utilisez la papaye et le curcuma comme cicatrisant et anti-inflammatoire intestinal.

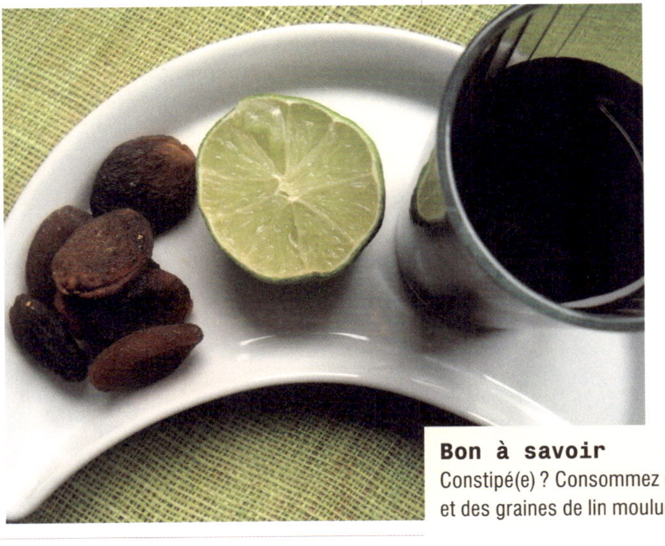

Bon à savoir

Constipé(e) ? Consommez du jus de pruneaux et des graines de lin moulues.

9. cure estomac serein

Chou, carotte, pomme de terre : ces trois aliments sont très efficaces en jus, en cas d'ulcère, grâce à la présence de mucilage, de soufre, de vitamine U et K. La fécule de kudzu, ingrédient japonais, est utile pour réguler les acidités de l'estomac. Consommez des aliments doux pour la muqueuse : pomme de terre, patate douce, potimarron, légumes cuits, banane et fruits mûrs en plus des jus ci-dessus. Veillez également à gérer stress et émotions. Évitez les piments, épices, boissons brûlantes, café et alcool.

- **Type de cure :** supplétive.
- **Durée :** 3 mois.
- **Pour qui :** tous, enfants inclus.
- **Contre-indication :** aucune.

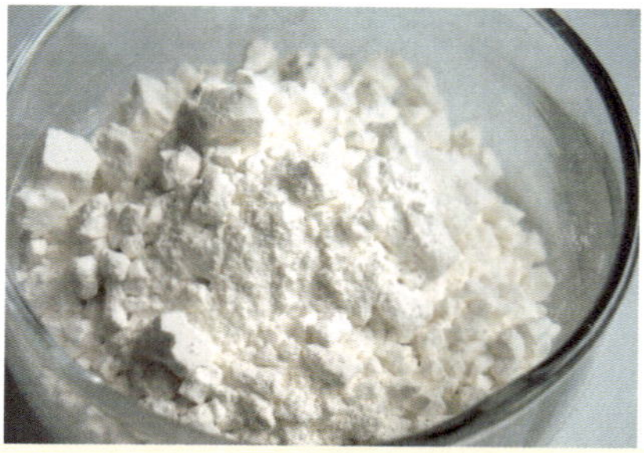

On trouve le kudzu sous forme de gélule, de poudre de fécule, de pastilles à sucer et de fécule.

Déroulement : Pendant 3 mois, buvez 3 à 5 verres de jus par jour en dehors des repas.
- Premier mois : jus de chou.
- Deuxième mois : jus de carotte.
- Troisième mois : 3 à 5 demi-verres de jus de pomme de terre.

Vous pouvez aussi alterner jus de chou et jus de pomme de terre le même jour, ou un jour sur deux, ou tous les huit jours.

À boire :

Vous pouvez accompagner cette cure de tisane de kudzu sur 21 jours.

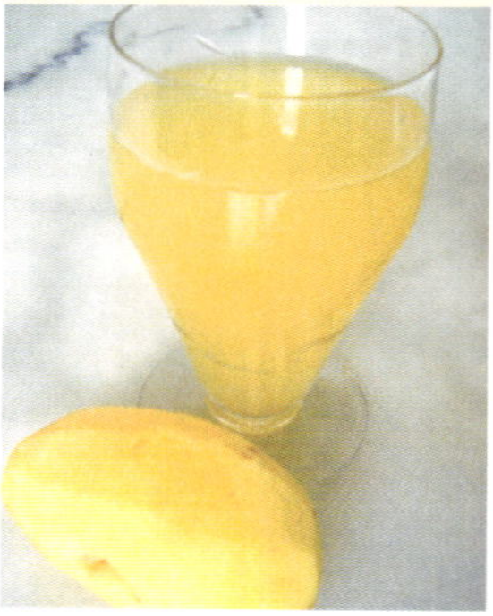

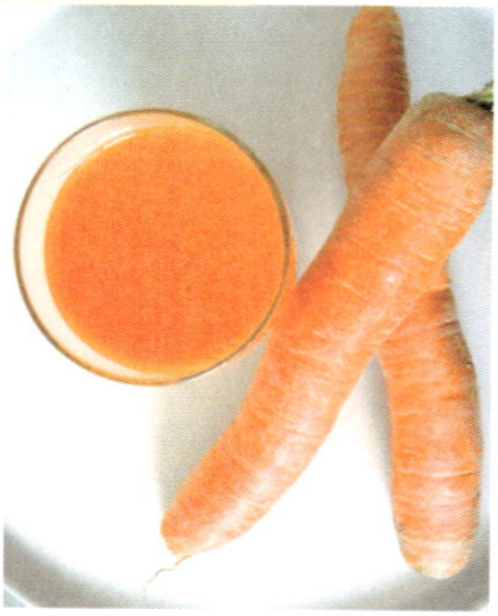

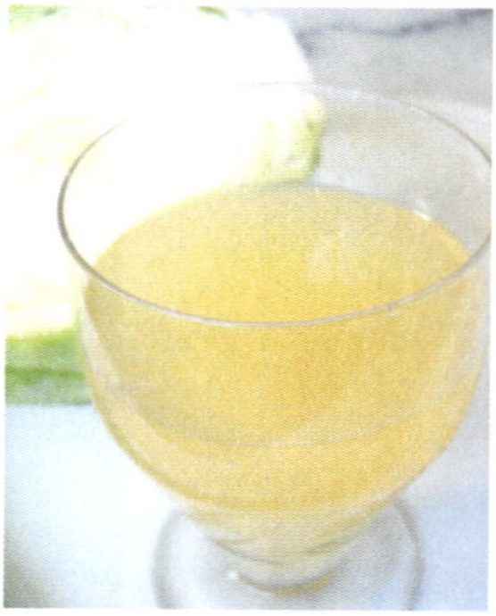

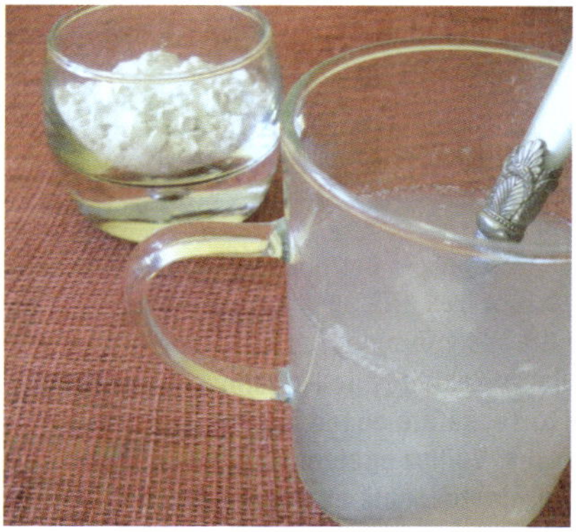

Tisane de kudzu

Ingrédients
- **1 c.à c. de fécule de kudzu**
- **25 cl d'eau de source**

• Dans une casserole, versez le kudzu sur l'eau et faites chauffer à feu doux jusqu'à ce que le mélange blanchisse et épaississe. À boire immédiatement.

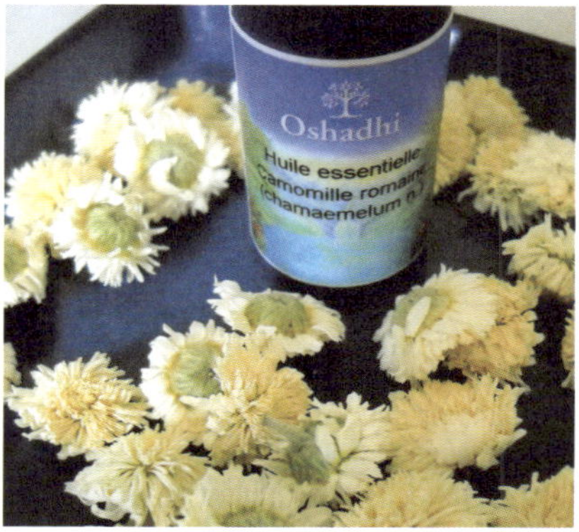

En massage sur l'estomac

Flacon de 30 ml
▮ HE Artemis nobile (camomille romaine) 20 gouttes ▮ HE Artemisia dracunculus (estragon) 20 gouttes ▮ HV sésame ou macadamia 30 ml

• Versez les huiles essentielles dans le flacon puis remplissez-le d'huile de sésame ou macadamia.

la tasse d'eau chaude

Ce rituel tiré de la tradition ayurvédique (Inde) a de multiples vertus. Il consiste à boire 1 tasse d'eau chaude au réveil, 30 min après le déjeuner et au coucher. Cette tasse permet de chasser les toxines dès le matin. L'eau chaude, émolliente, va permettre aux plus constipés d'aller à la selle avant le petit déjeuner sans problème. Cette tasse régule les maux de ventre en régulant également la digestion. Cette douche intérieure permet également de réveiller le corps et l'esprit et fait l'effet d'un café !

Et le jus de citron ?
Utilisée pour purifier le foie et la vésicule biliaire, cette cure peut être agressive pour certains. En effet, le citron, d'un pH acide de 4, apporte, surtout pris le matin, des acides que tout le monde n'est pas capable de métaboliser correctement. Le corps va alors puiser dans ses réserves minérales pour tamponner les acides du fruit. Les personnes plutôt frileuses, sensibles aux acides, avec tendance à se déminéraliser facilement se reporteront sur d'autres façons de drainer le foie.

10. cure anti-cholestérol

L'augmentation du taux de cholestérol survient lorsque l'alimentation apporte trop de calories par rapport à l'activité de l'individu. Cela peut provenir d'une alimentation surchargée en graisses, d'un manque d'exercice physique mais également d'un mauvais fonctionnement du foie. Supprimez les graisses saturées provenant des charcuteries, de la viande, du fromage, des fritures et du beurre et supportez les fonctions de votre foie par une monodiète de pommes. La pectine de pomme est un puissant détoxiquant. Favoriser l'huile de chanvre et toutes les huiles végétales riches en oméga-3, non chauffée, de première pression à froid et biologique (voir p. 96). Les hydrolats agissent sur la détoxination du foie et améliore son fonctionnement.

- **Type de cure :** supplétive ou dépurative.
- **Durée :** 1 repas par jour à 7 jours de monodiète.
- **Pour qui :** adulte.
- **Contre-indication :** diabète insulino-dépendant.

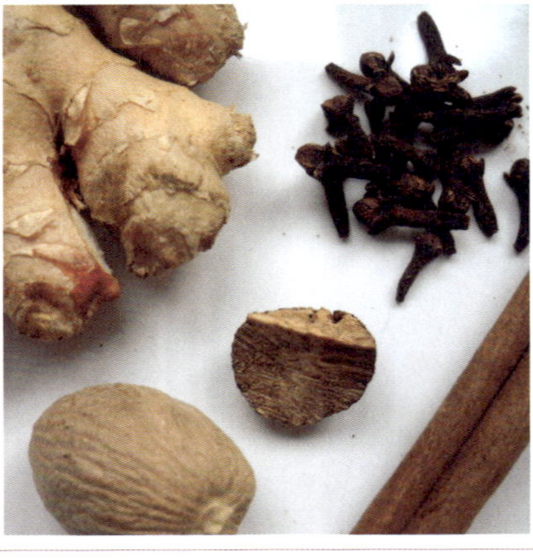

Déroulement : un à trois repas de pommes cuites et/ou crues sur 1 à 7 jours. Sur l'année, prévoyez une fois par semaine un repas du soir fait de pommes cuites et/ou crues.

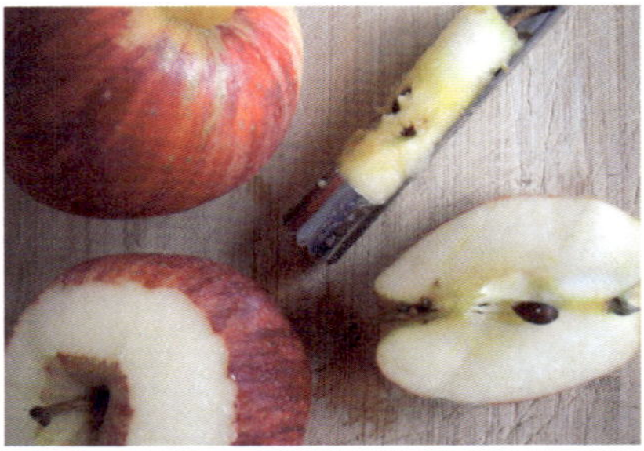

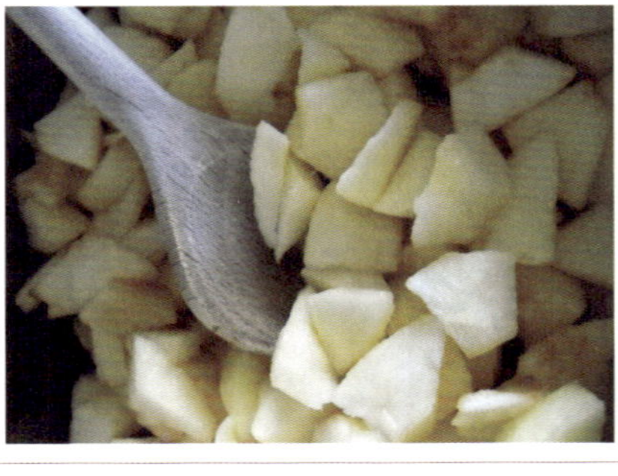

Compote de pommes 4 épices

Ingrédients

- 1 kg de pommes bien mûres
- 1 c.à s. de mélange 4 épices

ou 1 c.à c. de cannelle, 1 clou de girofle, 1 c.à c. de gingembre frais ou moulu

• Épluchez les pommes et coupez-les en morceaux.
• Faites-les cuire à feu doux à l'étouffée ou à la vapeur en ajoutant les épices.
Dégustez tiède.

On peut remplacer les quatre épices par des graines de cardamone que l'on ouvrira.

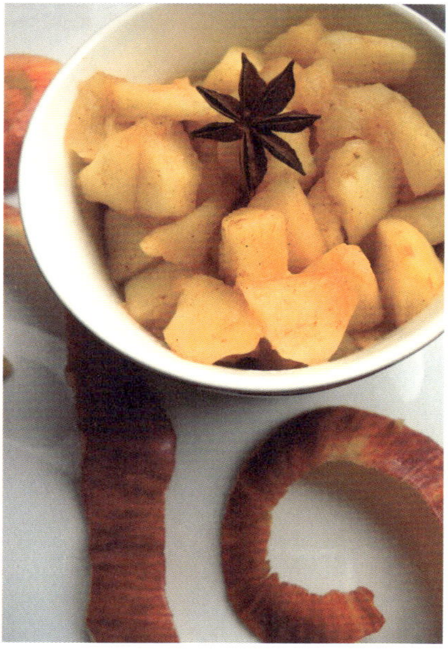

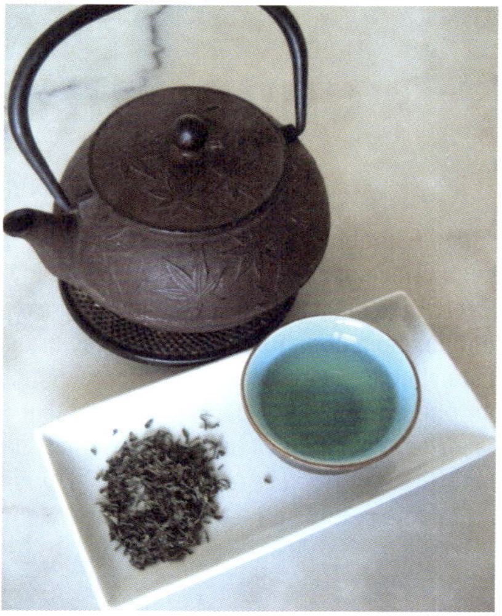

Tisane d'aubépine ou de thé vert

Durant cette cure, vous pouvez boire une tisane d'aubépine ou de thé vert, et/ou versez dans 1 litre d'eau 1 cuillère à soupe d'hydrolat d'hélichryse italienne et 1 cuillère à soupe d'hydrolat de Ledon du Groënland.
40 jours de cure minimum.

Bon à savoir

• Le maïs est riche en matière grasse mais il fait baisser le taux de cholestérol sanguin.
• Le chou, le brocoli et le chou fleur, riches en vitamine K, épaississent le sang.
• L'apport de féculent ou de farineux est à restreindre à 50 g au maximum par repas, sans les supprimer complètement.
• Les aliments riches en oméga-3, en tanins et bio flavonoïdes sont de bons protecteurs vasculaires.

pourquoi prendre soin de sa flore intestinale?

Nous possédons de la bouche à l'anus 10^{14} bactéries. Ces bactéries, présentes dans le gros intestin, représentent 1,3 kg et pourraient être considérées comme l'organe lui-même tant leur activité métabolique est importante.
Elles contribuent à compléter le processus digestif en décomposant en partie les protéines, les hydrates de carbone et autres sucres et les pigments biliaires. Elles synthétisent les vitamines (B1, B2, B6, B12, acide folique, vit K, biotine).

Ces bactéries participent également à l'information du système immunitaire par la stimulation des plaques de Peyer (capteurs immunologiques de la paroi de l'intestin). Ces bactéries ont un rôle protecteur en accroissant notre résistance aux autres bactéries. Elles peuvent produire un antibiotique naturel (acidophiline) efficace contre un grand nombre d'organismes.

Une flore intestinale bien établie, saine, offre une façon simple de tenir les infections, gastro-entérite notamment ou mycoses à distance.

Ses fonctions :

- synthèse des vitamines B1, B6, B9, PP, B12, K ;
- immunitaires : maturation des cellules lymphoïdes qui recouvrent la muqueuse (augmentation des plaques de Peyer et augmentation des immunoglobulines par stimulation des plaques de Peyer) ;
- anti-toxiques (comme le foie) ;
- fonction d'absorption et d'assimilation des nutriments ;
- termine la transformation des substances mal dégradées ;
- dégrade les hormones naturelles ;
- produit des antibiotiques naturels et des vitamines.

Réjuvelac : probiotiques faits maison
Pour retrouver une flore intestinale équilibrée et source de santé, vous pouvez faire vous-même vos probiotiques avec des graines germées de seigle ou de blé. Réjuvélac vient de « réjuvenating » (régénérer en français et « lac » vient de lactobacille, les bactéries amies de l'intestin). Les lactobacilles servent à détruire la mauvaise flore intestinale, type candida (que beaucoup de femmes connaissent bien) et permettent de garder la zone équilibrée et propre à produire de la vitamine B12.

Voici la méthode en 3 temps :
48-24-24 heures de confection

1. Rincez 3 c.à s. de graines de seigle ou de blé et laissez-les tremper toute une nuit.
2. Laissez germer pendant 1 à 2 jours, jusqu'à ce que le germe commence à grandir.
3. Remplissez un récipient comme suit : ¼ de graines germées, ¼ d'eau de source.

pourquoi prendre soin de sa flore intestinale ?

Les matériaux nobles sont à préférer, argile, verre plutôt que plastique et aluminium.

4. Couvrez d'un linge et laissez macérer 48 h à température ambiante.

5. Filtrez le liquide avec un linge ou une passoire. Gardez votre réjuvélac au réfrigérateur.

6. Utilisez les mêmes graines, remplissez votre récipient de nouveau et laissez macérer 24 h.

7. Filtrez l'eau et gardez-la au frais pour la troisième série.

8. Remplissez pour la dernière fois le récipient d'eau et laissez macérer 24 h. Jetez les graines aux oiseaux, ne les mangez pas.

L'odeur – un peu spéciale – est normale. Gardez votre réjuvelac au frais. Il se conserve 3 jours. Utilisez-le dans vos boissons, soupes, smoothies ou buvez-le pur, un verre par jour entre les repas.

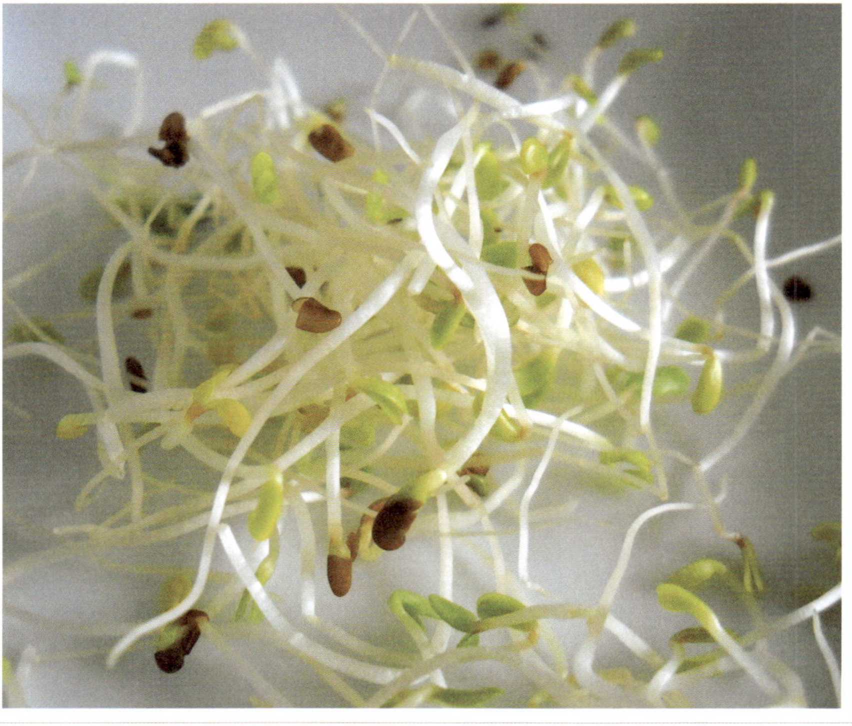

4

la peau

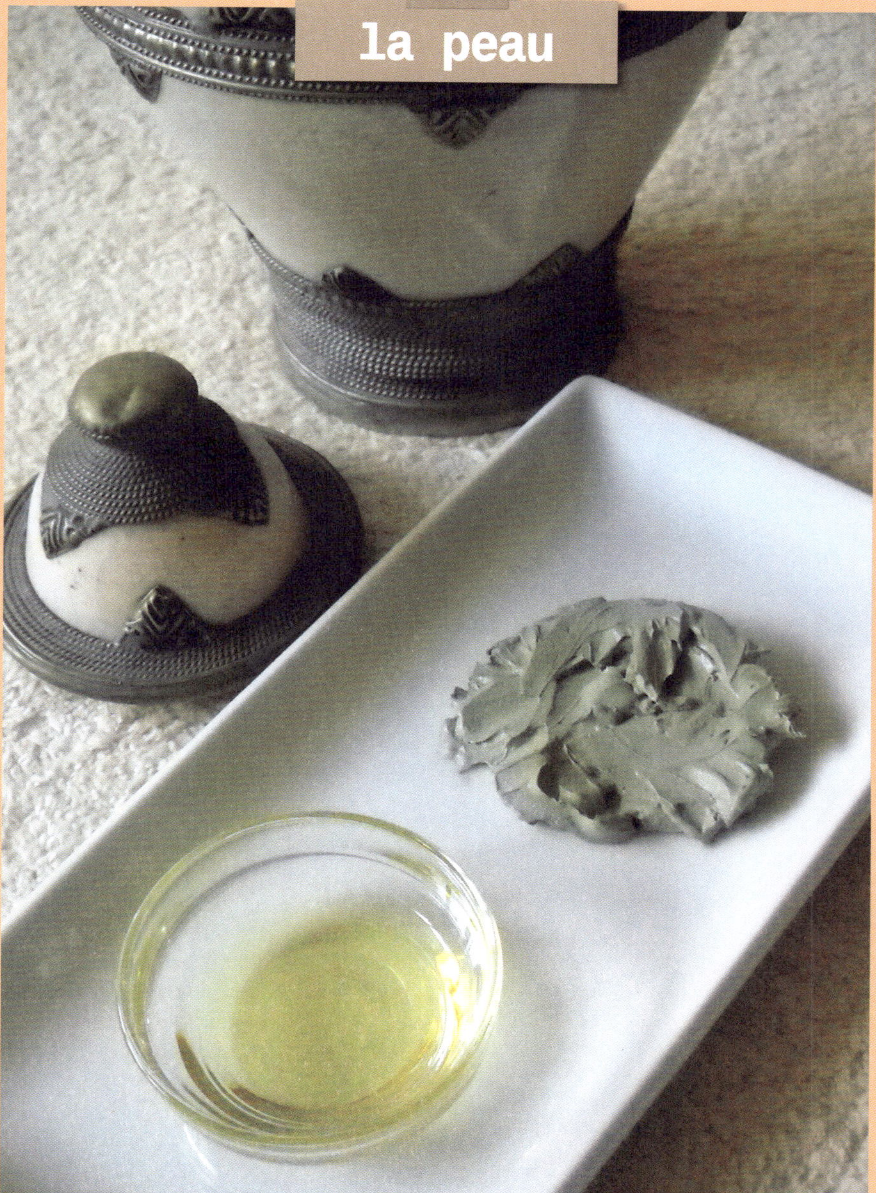

11. cure anti-cellulite

La cellulite provient d'une mauvaise élimination des graisses et des toxines accumulées dans les membres inférieurs. Détoxifier le corps, ne pas surcharger le système lymphatique avec les graisses saturées et le sucre (car celui-ci se transforme en graisse), consommer des aliments lipolytiques (pomme, pamplemousse, chlorophylle) et traiter la peau par des drainages (bain dérivatif, drainage lymphatique) et des huiles essentielles sera la combinaison idéale pour diminuer capitons graisseux et stagnation de la circulation. Les bains dérivatifs font partir en premier lieu les graisses épaisses qui se trouvent directement sous la peau. Ils aident aussi à décongestionner le bas du corps.

- **Type de cure :** dépurative (moyen).
- **Durée :** 8 jours de monodiète. puis garder 1 repas par semaine sur l'année.
- **Pour qui :** adulte.
- **Contre-indication :** diabète insulino-dépendant.

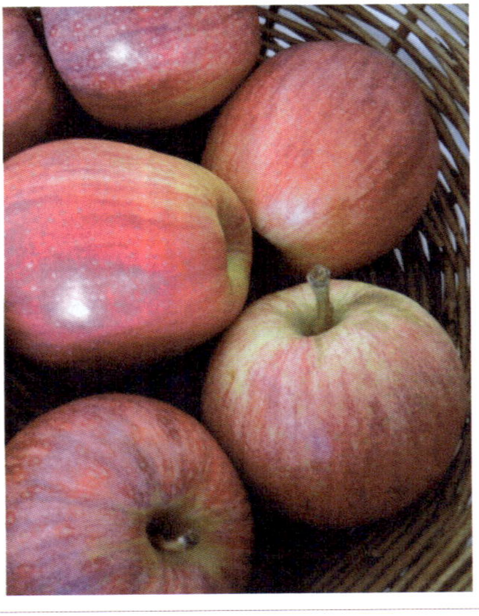

Déroulement :
Supprimer laitages, graisses cuites, charcuterie. Utiliser les huiles essentielles. Commencez par le repas du soir en monodiète de pommes crues et cuites et continuez pendant 8 jours. Reprenez des repas solides en commençant par des repas composés majoritairement de légumes cuits et crus, ajoutez progressivement des protéines (céréales, œuf, poisson...).
Pendant ou après la monodiète, pratiquez 10 à 20 min de bains dérivatifs par jour. Après la monodiète, ajoutez les smoothies verts à votre alimentation (voir cure de printemps) et commencez une activité sportive 2 fois par semaine (nage, vélo, course, yoga, marche)...
Le Cellu M6 (2 fois par semaine pendant 10 séances, puis 1 séance par mois) en combinaison du mélange d'huiles essentielles obtient de bons résultats.

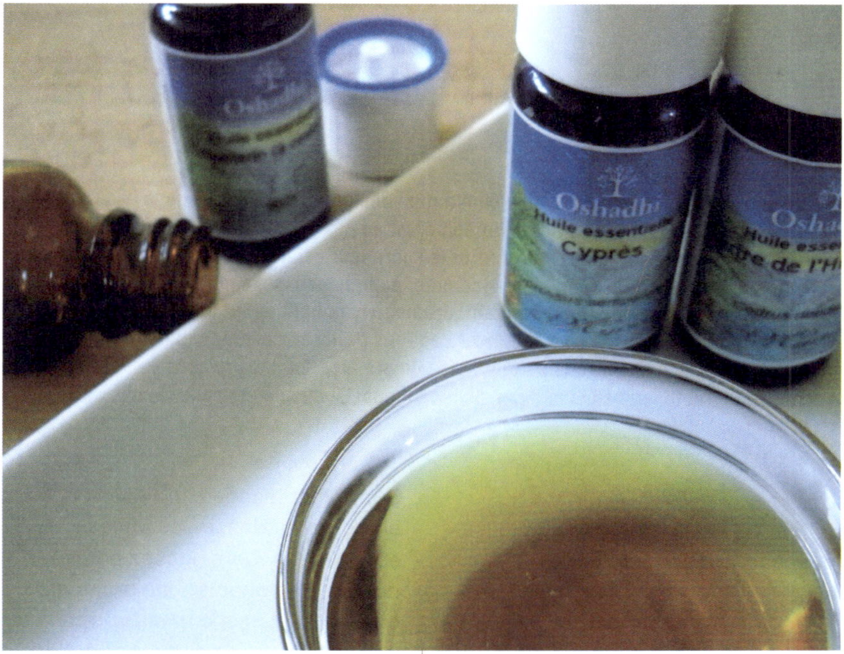

Mélange externe

Flacon de 100 ml

- **HE Cupressus sempervirens (cyprès) 20 gouttes**
- **HE Melaleuca quinquernivia (niaouli) 15 gouttes**
- **HE lemongrass 20 gouttes**
- **HE Rosmarinus a verbenon (romarin a verbenon) 10 gouttes**
- **HV Callophyllum inophyllum 5 ml**
- **HV Pépin de raisin 95 ml**

• Versez les huiles essentielles dans le flacon puis complétez avec des huiles végétales.
• Appliquez ce mélange sur les jambes en massant de la cheville vers l'aine, deux fois par jour.

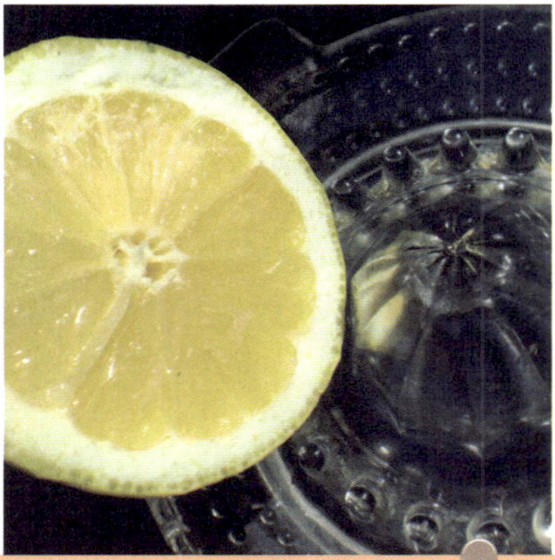

Bon à savoir

• L'oignon cru est recommandé pour la rétention d'eau.
• Le citron a des propriétés lypolitiques.

le bain dérivatif

Tout au long de l'année pour optimiser le métabolisme

Louis Khune (naturopathe allemand) est connu pour avoir expérimenté des hydrothérapies à l'eau froide (14°) comme techniques de nettoyage interne du corps.
De son côté, le Dr Jean Minaberry, endocrinologue et diabétologue, a expliqué de façon scientifique par l'étude de la fonction des graisses et leur déplacement le fonctionnement du bain dérivatif.
Ce dernier combine l'action de la friction dans les plis de l'aine et la fraîcheur sur le périné et les plis inguinaux par le passage d'eau fraîche (utiliser un gant de toilette mouillé et le remouiller à chaque passage). Cette technique fait vibrer le fascia et rend motiles les intestins.
La vibration du fascia permet de faire circuler les graisses issues de la digestion, d'expulser celles de mauvaise qualité (jaunes) et d'augmenter les graisses fluides, dites brunes, indispensables à la protection contre la chaleur et le froid, à la production de l'énergie, la constitution des réserves, la fonction hormonale, le transport des cellules souches. Cette technique 100 % naturelle a été réétudiée par France Guillain.

Le bain dérivatif aide aussi les personnes trop maigres à nourrir correctement les muscles, à densifier les os. Il participe sans conteste à la régénérescence de l'organisme.

L'utilisation de poches de gel peut remplacer la bassine d'eau froide et le gant de toilette car il apparaît que ce qui nous manque le plus n'est pas la friction mais la fraîcheur au périnée. Les poches de gel sont très pratiques mais risquent d'insensibiliser les parties génitales.

Pour obtenir tous les bénéfices du bain dérivatif, gardez une pratique régulière : commencez tous les jours 10 min ou 30 min une fois par semaine, en vous assurant d'être bien couvert et de ne sentir le froid nul part ailleurs que sur le périné.

12. cure teint de pêche : une belle peau toute l'année

La peau est l'émonctoire qui prend le relais quand le foie est surchargé. Les ennemis d'un teint de pêche sont par excellence le café, le sucre et les nuits blanches. Les dérèglements hormonaux et les bactéries peuvent créer également de l'acné chez les adultes. Un rééquilibrage alimentaire et quelques bonnes heures de sommeil récupérateur feront leur chemin. Adopter les aliments dépuratifs comme le pissenlit, le radis noir, la carotte, le céleri, le topinambour, l'ortie, le raisin et le romarin. Les huiles d'onagre et de bourrache nourrissent également en profondeur les tissus pour les peaux sèches. La bardane couple l'action drainante du foie et de la peau. Si les tisanes ne vous attirent pas, vous trouverez cette plante en gélules. Il est également possible d'ajouter une cure d'eau d'argile blanche à raison d'une c.à c. d'argile dans un verre d'eau. Laisser poser toute la nuit et boire uniquement l'eau le matin au réveil (sans l'argile) pendant 21 jours (voir zoom sur l'argile p. 57 pour précautions d'usage).

- **Type de cure :** dépurative (facile).
- **Durée :** 2 semaines à 2 mois.
- **Pour qui :** adulte.
- **Contre-indication :** aucune.

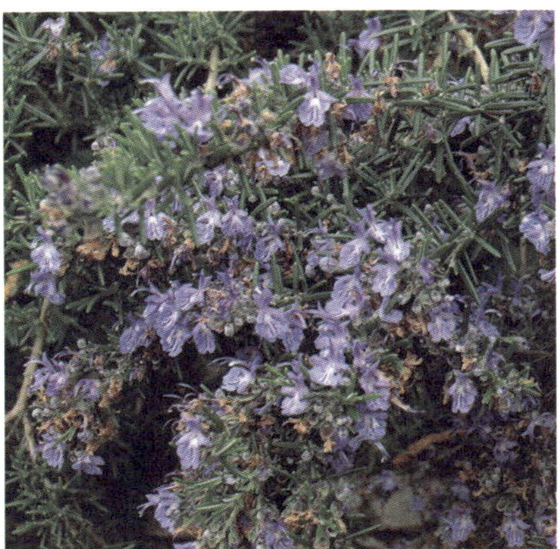

Connu pour ses propriétés digestives, le romarin est également très efficace pour le nettoyage de la peau.

Déroulement :
Supprimez sucre, café et si possible laitages. Ajoutez de la tisane de bardane et des huiles d'onagre et de bourrache à une alimentation riche en légumes et en fruits.

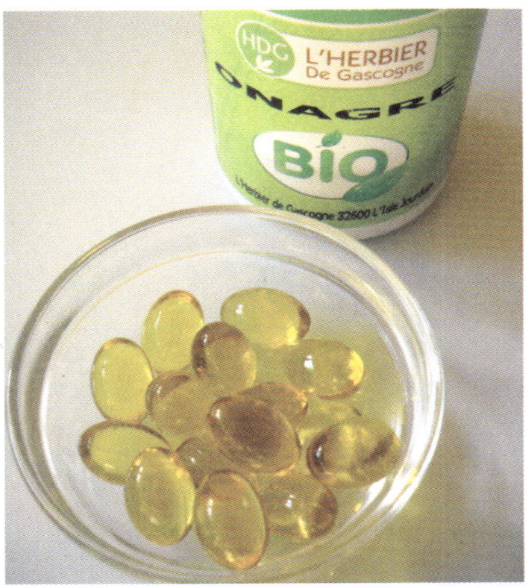

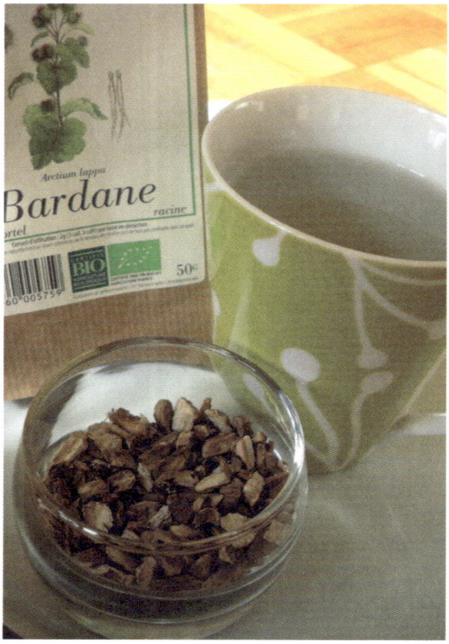

Tisane de bardane

- Faites bouillir une casserole d'eau, ajoutez 1 cuillère à soupe de bardane.
- Laissez infuser 5 min.

À boire chaud ou froid toute la journée.

Y'a pas plus simple

Faites un masque à l'argile une fois par semaine. Mélangez une c.à s. d'argile – selon votre peau, vous pourrez choisir une argile verte (très absorbante), une argile blanche (douce), rouge (améliore la circulation) ou violette (peau sèche) – à 4 c.à s. d'eau, 1 c.à c. d'huile de noyaux d'abricot. Appliquez sur le visage et le cou, laissez sécher 5 min. Rincez.

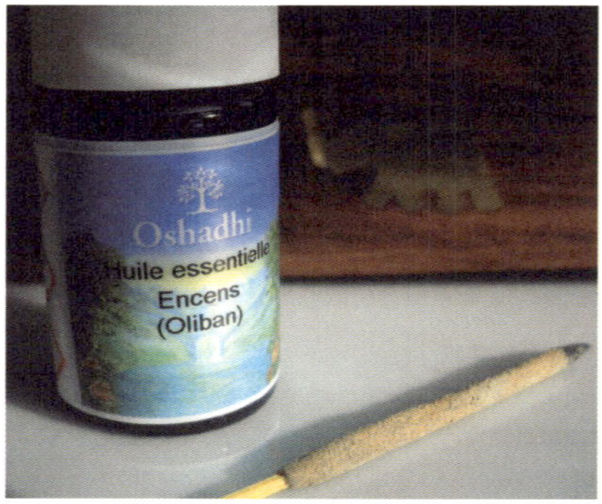

Recette express teint clair

Ingrédients

Dans 1 c.à s. d'huile de noyaux d'abricots (peau sèche) ou huile de jojoba (peau grasse), ajoutez :

- **HE Boswelia carterii (encens) 1 goutte**
- **HE Cistus ladaniferus (ciste) 1 goutte**

- Appliquez sur le visage, le cou et le buste.

En alternance, vous pouvez également utiliser l'huile essentielle de géranium rosa ou de palmarosa.

l'argile

Ce matériau sédimentaire est largement répandu sur la croûte terrestre et se compose de silice et d'alumine. Elle contient naturellement de nombreux minéraux et oligo éléments (silicium, magnésium, fer, phosphore...) dans des proportions très assimilables par l'organisme. Cette terre glaise est utilisée depuis la nuit des temps. Ramsès II buvait l'argile du Nil pour soigner ses rhumatismes. Les Grecs élaboraient des bandes d'argile pour soigner les fractures. Elle fut utilisée durant la Première Guerre mondiale lors de dysenterie et reste un moyen de première urgence dans les actions humanitaires. Gandhi la prônait également pour ses propriétés antiseptiques et purifiantes.

Il existe différente couleurs d'argiles toutes efficaces mais avec des usages différents.

- L'argile verte montmorillonite ou illite est la plus largement utilisée en externe pour les cataplasmes. Elle a très fort pouvoir détoxiquant et chélateur et peut être utilisée en interne pour les diarrhées.
- L'argile blanche ou kaolinite est beaucoup moins chélatrice, plus douce et plus recommandée en interne pour une cure d'entretien, de reminéralisation, de revitalisation. Son goût est également plus agréable.
- On trouve également de l'argile rose, jaune, rouge selon la teneur plus ou moins forte en oxydes de fer. Ces argiles sont réservées à la cosmétique.

Les propriétés de l'argile sont multiples : absorbante, purifiante, détoxiquante, antiseptique, cicatrisante, reminéralisante, antalgique. Elle agit comme une éponge en absorbant les toxines du corps et en neutralisant les microbes et virus. Elle favorise la régénération des tissus et remonte les défenses immunitaires. Il est recommandé de l'utiliser à même la peau.

Sur les plaies, elle agit comme un antiseptique et capte les impuretés. Les plaies peuvent s'aggraver un temps car les toxines captées de l'organisme ressortent. Ce n'est pas une surinfection due à l'argile car celle-ci est stérile. L'usage de l'argile demande de la persévérance car une fois les mécanismes de captation des impuretés lancés, il faut attendre le nettoyage complet des plaies et continuer les applications jusqu'à cicatrisation.

Elle s'utilise soit par voie externe (argile verte) en masque pour la peau ou en cataplasme pour les douleurs ou bien en interne pendant 7 à 21 jours.

Bon à savoir

Pendant les cures dépuratives type détox, il est possible que certains boutons ressortent : c'est passager. Dans ce cas, un hammam puis un sauna aideront la peau à éliminer et à s'oxygéner.

l'argile

Cataplasme : verser dans un bol moitié argile, moitié eau et laisser reposer 1 h puis déposez la pâte ainsi obtenue sur un tissu en coton ou en papier jetable sur environ 1 à 2 cm d'épaisseur. Appliquer sur la zone douloureuse (articulation, muscles...), fixer par un bandage et laisser poser 1 à 3 h jusqu'à ce que l'argile devienne chaude et sèche. Renouveler le cataplasme jusqu'à une amélioration significative.

En interne : verser 1 c.à c d'argile dans un verre d'eau et laisser poser toute la nuit (au minimum 20 min). Au réveil, boire l'eau d'argile sans le dépôt. Poursuivre pendant 1 à 3 semaines. En cas de constipation, prendre l'argile le soir au coucher et ajouter une cure de chlorure de magnésium. Éviter la paraffine ou les laxatifs. L'argile se prend à plusieurs heures de distance des traitements allopathiques et de la pilule contraceptive ; elle est contre-indiquée pour les hypertendus, les personnes prenant des médicaments pour faire chuter le système immunitaire et celles souffrant de constipation.

En talc : saupoudrer sur les rougeurs, eczémas, boutons, escarres, petites plaies, dans une coupelle pour désodoriser un placard ou un réfrigérateur, pour assainir une eau à boire.

Préférer l'argile en poudre plutôt que les pâtes toutes prêtes à usage cosmétique pouvant contenir des produits chimiques. Utiliser pour sa manipulation des cuillères en bois et pots en verre (éviter plastique et métaux).
L'argile fait partie des remèdes les moins coûteux et les plus efficaces également pour les animaux.

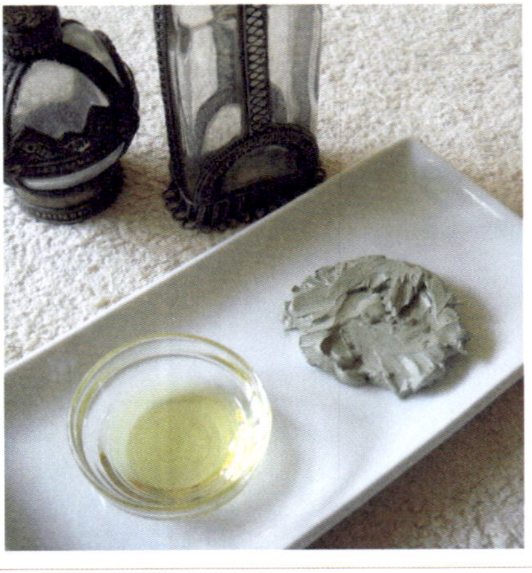

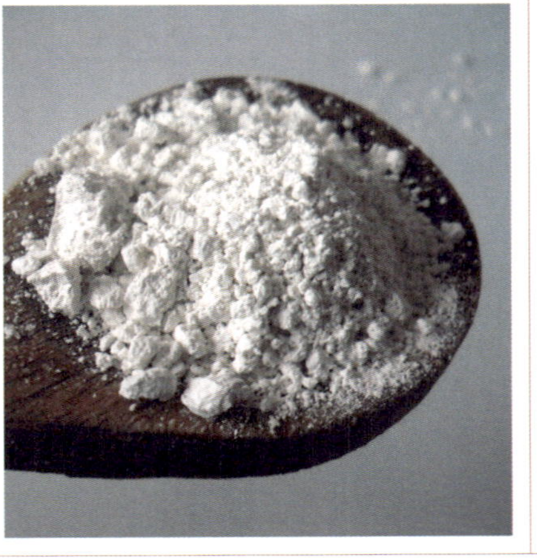

13. cure pré-soleil : préparer sa peau au soleil

Le béta carotène est au centre de la cure avec les aliments bien connus tels que la carotte. Cependant, les graines d'urucum ou roucou, courantes aux Antilles, restent les plus concentrées en pro-vitamine A. La chlorophylle, notamment dans la spiruline, est également intéressante pour préparer la peau au soleil. Si la provitamine A ou le béta carotène aident la peau à bronzer plus facilement, ils évitent également aux intolérants et aux peaux sensibles les désagréments des premiers rayons (boutons, coups de soleil). Cette cure ne remplace en aucun cas une protection solaire (indice 30 minimum).

- **Type de cure :** supplétive.
- **Durée :** 15 jours à 3 semaines avant exposition et pendant.
- **Pour qui :** adultes, adolescents, intolérants au soleil.
- **Contre-indication :** aucune.

Déroulement : 1 c. à c. d'urucum ou 1 c. à s.de spiruline par jour en plus de salades et jus de carottes.

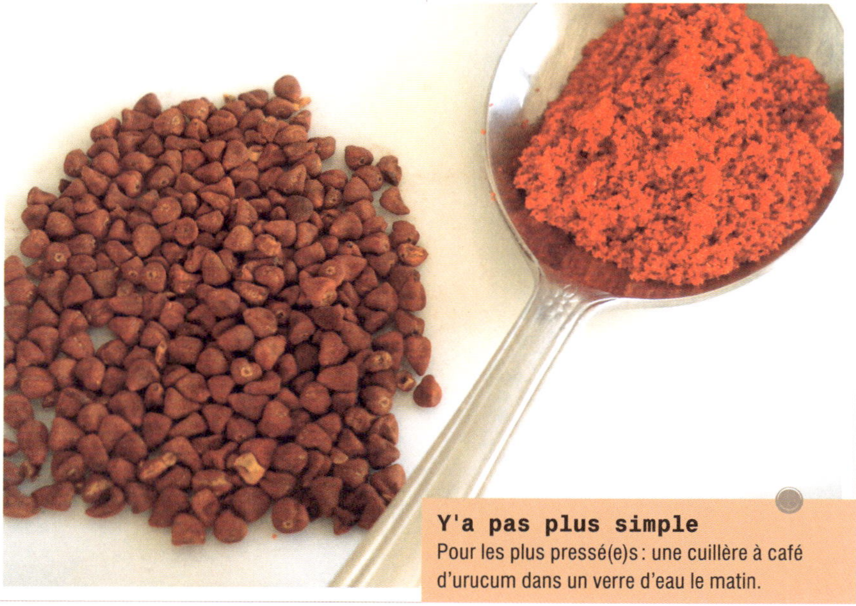

Y'a pas plus simple

Pour les plus pressé(e)s : une cuillère à café d'urucum dans un verre d'eau le matin.

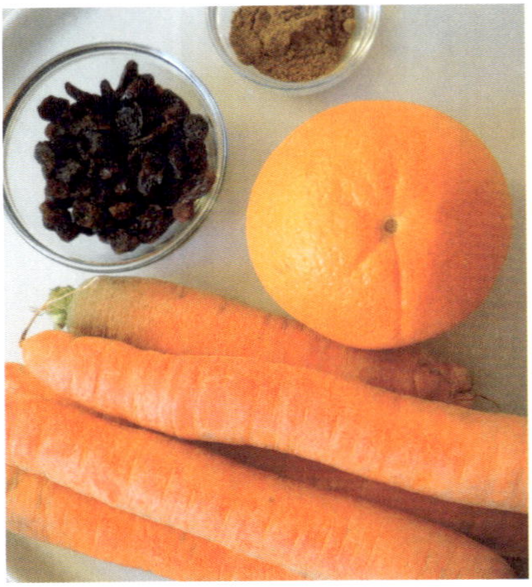

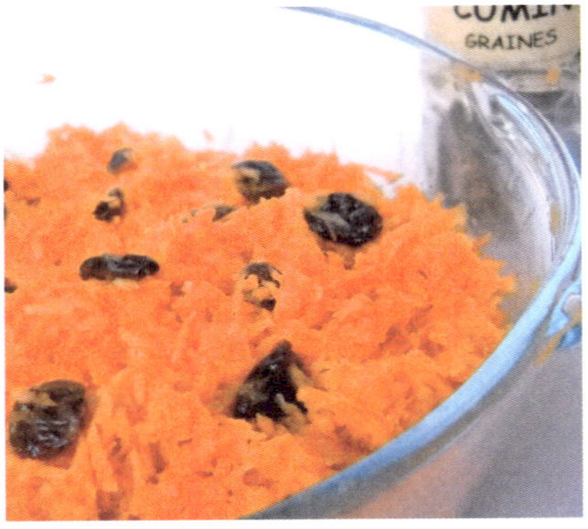

Salade de carottes à l'orange

Ingrédients

- carottes râpées
- jus d'orange
- raisins de Corinthe

Pour la sauce :

- cumin
- huile de noix
- huile d'olive
- sel
- coriandre

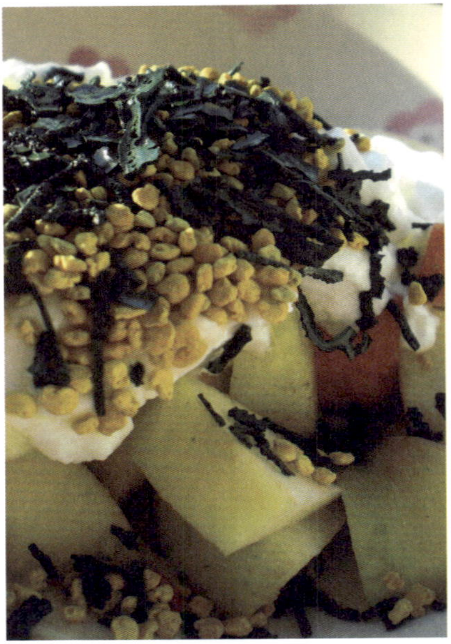

Petit déjeuner à la spiruline

Ingrédients

- 1 bol de fruits
- ½ yaourt de brebis
- 1 c. à c. de spiruline
- 1 c. à c. de sirop d'agave

• Coupez les fruits en morceaux, ajoutez le yaourt et incorporez-y la spiruline.
• Mélangez le tout.

Commencez par de petites doses de spiruline puis augmentez au fur et à mesure jusqu'à 1 cuillère à soupe par jour.

Cocktail soleil

Ingrédients

- **1 jus de carotte**
- **1 mangue**
- **1 c. à c. d'urucum en poudre**

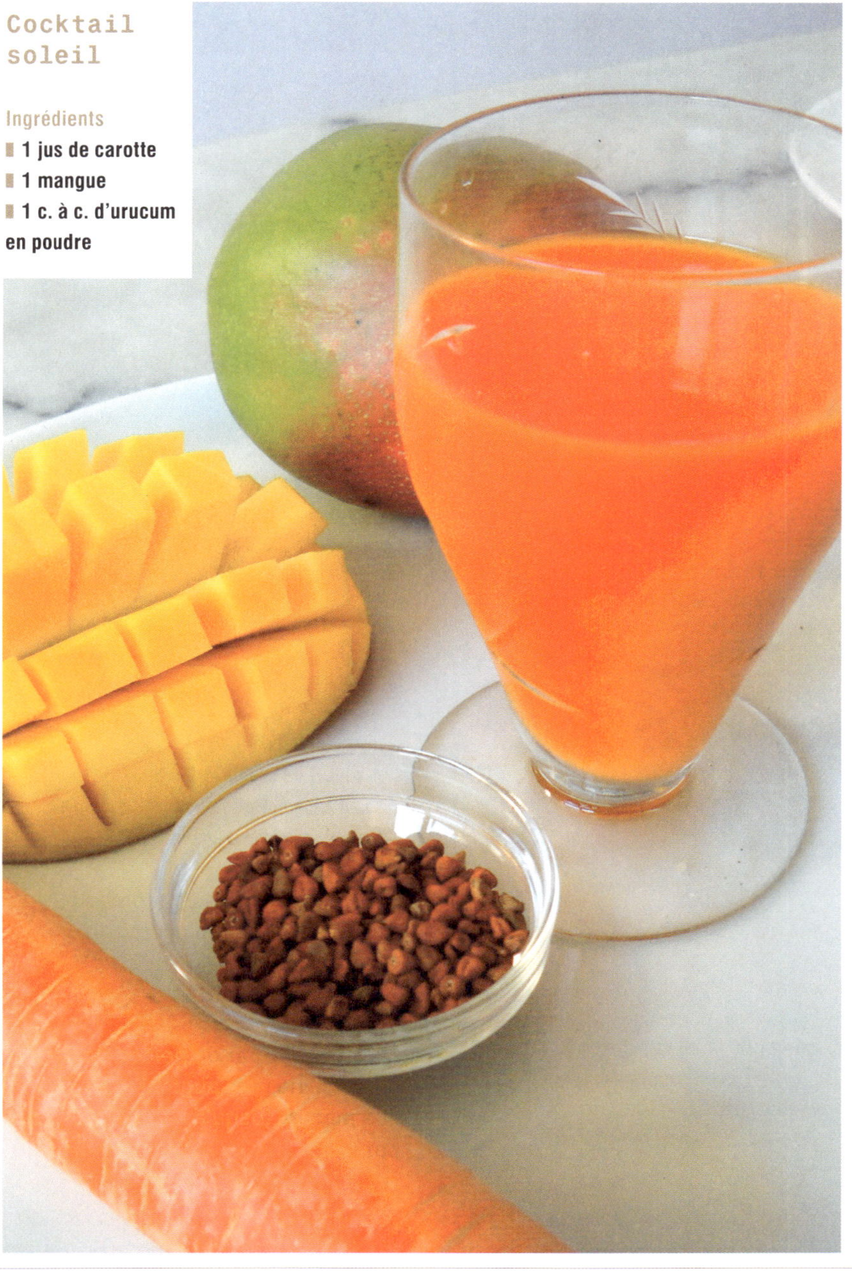

14. cure anti-mycose : retrouver une peau saine

Les mycoses cachent une dysbiose intestinale due à un dérèglement de la flore intestinale, soit à la suite d'un traitement antibiotique, soit à cause d'une intolérance alimentaire. Le Candida albicans prend alors le dessus sur la bonne flore intestinale et peut provoquer une véritable chute immunitaire entraînant de nombreux désagréments (mycose vaginale, aphte, prise de poids, fatigue..) et pouvant aller jusqu'à la dépression. Il est dans ce cas impératif d'ajouter à un régime alimentaire des compléments pour remonter l'immunité, éradiquer le candida, assainir la flore intestinale. Supplémenter en vitamines et oligo-éléments, traiter localement, changer son alimentation seront incontournables pour assainir totalement l'organisme.

- Type de cure : dépurative.
- Durée : 3 semaines minimum, pas très facile sur la longueur.
- Pour qui : adultes, adolescents.
- Contre-indication : aucune.

Déroulement : supprimer radicalement tout sucre.

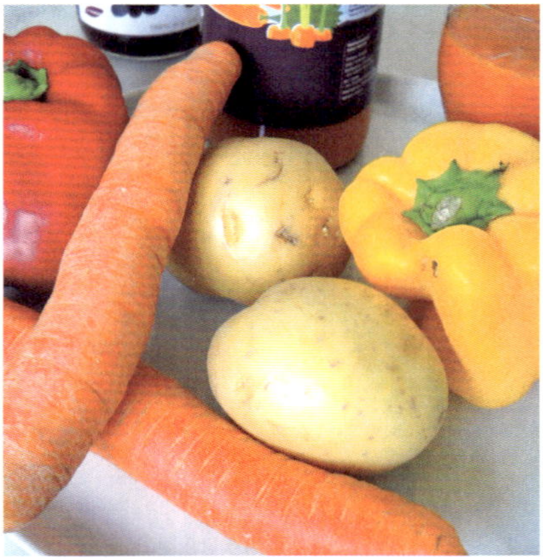

Alimentation

- Du vert, du vert, et encore du vert, de l'ail à grosse dose (anti-fongique naturel) et élimination de tous les sucres pendant 3 semaines (sucre de canne, céréales, fruits) ainsi que les levures (champignons, moutarde, levure boulangère).

- Le riz est toléré en petite quantité.

- Les aromates frais et les graines germées sont ajoutés sur chaque assiette.

- Pour composer vos assiettes, choisissez un légume de chaque couleur, rouge, vert, jaune, orange, blanc, avec une viande blanche, des œufs ou poisson.
Cela crée des assiettes colorées et gaies, très complètes en minéraux.

Velouté d'ail

Ingrédients

- 1 tête d'ail
- 1 cœur de fenouil
- 1 oignon
- 2 c. à s. de crème de riz (facultatif)
- ½ verre d'herbes fraîches hachées (roquette, coriandre, persil)
- 500 ml d'eau

• Faites bouillir les gousses pendant 10 min dans 500 ml d'eau, rajoutez l'oignon coupé en rondelles et le cœur de fenouil coupé en morceaux.
• Faites cuire encore 4-5 min.
• Ajoutez éventuellement la crème de riz et les herbes aromatiques. Servez.

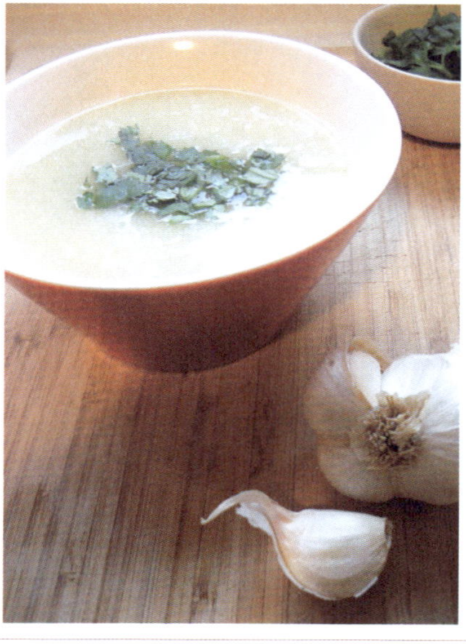

À boire durant la journée :

thé vert, tisane aux épices ou tisane de thym.

En apéritif :

1 jus ou smoothie vert au choix
1 jus de légumes

Mélange externe pour pied d'athlète

Dans un roll-on de 5 ml

Le pied d'athlète est le nom de la mycose courante que l'on a attrape entre les doigts de pieds.

Ingrédients

- HE Melaleuca alternifolia (tea tree ou arbre à thé) 10 gouttes
- HE Agonis fragrans (Fragonia) 10 gouttes
- HE Cinamommun zelanicum (cannelle écorce) 1 goutte
- HE Cymbopogon martini (palmarosa) 5 gouttes
- HV neem 5 ml

• Versez les huiles essentielles dans un roll-on et complétez par l'huile végétale.
• Appliquez ce mélange matin et soir entre les doigts de pieds.

Bon à savoir

La suppression du candida peut provoquer des crises dites « die off » qui s'apparentent à des rechutes. Cela veut dire que vous êtes sur le bon chemin et qu'il faut continuer.

15. cure anti-eczéma

L'eczéma touche les enfants comme les adultes. Les origines peuvent être multiples : intolérance alimentaire, allergie de contact (lessive, produits ménagers, crèmes, matériaux synthétiques...), troubles psycho-somatiques, stress.
Dans tous les cas, supprimez les laitages de vache et, si possible le gluten, nourrissez la peau et le système nerveux en profondeur avec des huiles de qualité riches en oméga-3 (huile d'onagre, huile de poisson notamment), vitamine E. Pour les cas les plus coriaces, les cures thermales permettent d'espacer les crises.

- Type de cure : supplétive.
- Durée : 3 semaines minimum.
- Pour qui : tous.
- Contre-indication : aucune.

Déroulement : supprimez le lait de vache, le gluten et tout produit cosmétique avec parfum et fibre synthétique.
Ajoutez à l'alimentation 3 cuillères à soupe d'huile végétale crue, riche en oméga-3 (onagre ou lin, cameline, périlla, noix, colza, chanvre).

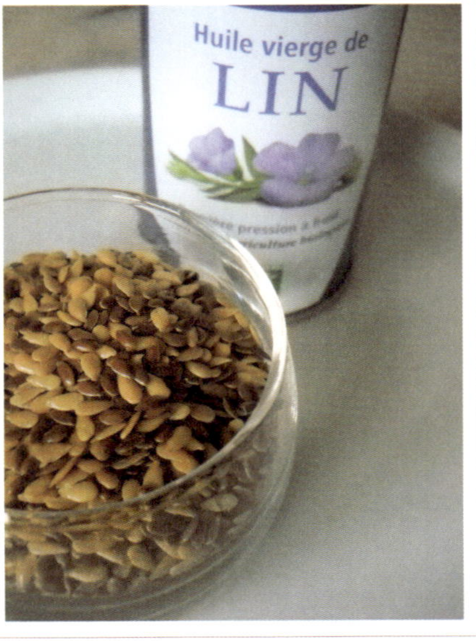

Mélange externe

Flacon de 30 ml

- **HE Cymbopogon martinii (palmarosa) 10 gouttes**
- **HE Jatamansi (narde) 10 gouttes**
- **HE Docus carota (carotte) 10 gouttes**
- **HE Artemisia dracunculus (estragon, si allergie) 5 gouttes**
- **HV avocat 30 ml**

• Versez les huiles essentielles dans le flacon puis complétez avec l'huile d'avocat.
• Appliquez ce mélange sur les zones atteintes.

Gratin de millet

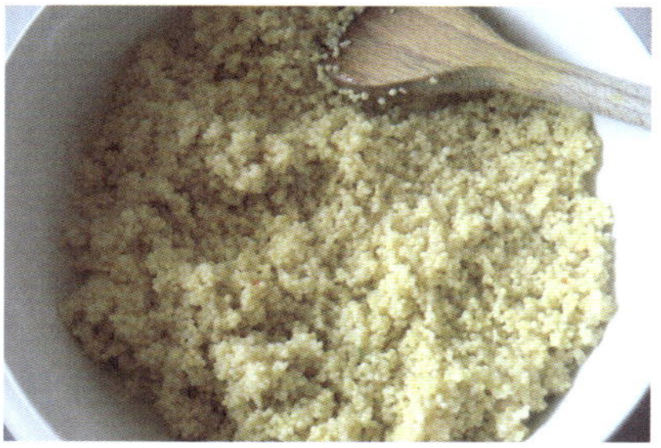

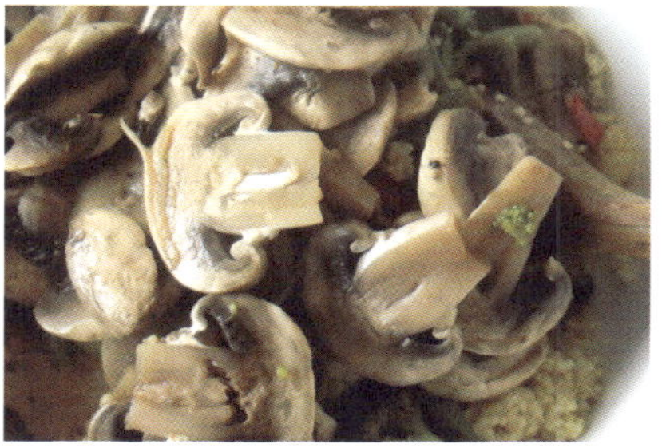

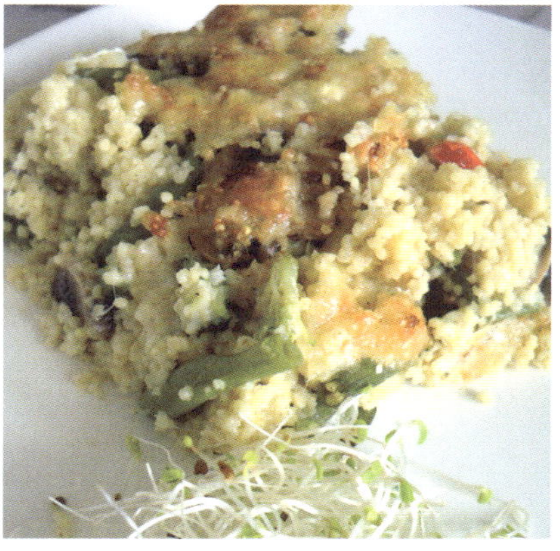

Ingrédients

- **200 g de millet**
- **½ l de bouillon**
- **250 g de champignons de Paris frais**
- **250 g de légumes (mélange surgelé bio ou à préparer)**
- **50 g de comté râpé (ou un œuf)**
- **60 ml de crème de riz**
- **2 c à s. d'huile d'olive**

• Faites revenir le millet dans l'huile d'olive 2 min puis recouvrez du bouillon.
• Laissez cuire à feu doux sans couvercle 10 min jusqu'à absorption complète du liquide.
• Couvrez et laissez reposer 10 min. Les grains ne doivent pas coller.
• Préchauffez le four à 220°.
• Émincez les champignons et faites les revenir avec les légumes.
• Ajoutez le tout au millet avec la crème de riz et le comté râpé (ou l'œuf) jusqu'à former un mélange homogène.
• Huilez un plat à gratin, versez le mélange et enfournez 15 min à 220°.

Bon à savoir

Le ghee ou beurre clarifié est débarrassé de son lactose et d'autres déchets lactés. Ce beurre supporte la haute température et ne brûle pas. Il s'utilise pour la cuisson des pâtisseries, des épices, des viandes. On peut aussi le tartiner sur du pain le matin. Les allergiques au lactose peuvent le consommer sans problème. Sa conservation dure plusieurs mois.

Ce beurre est très facile à faire soi-même : dans une casserole à fond épais, chauffez le beurre à feu très doux. Une mousse blanche monte à la surface, retirez-la au fur et à mesure. Le comté affiné sur plusieurs mois perd également le lactose.

l'aromathérapie

Les huiles essentielles, un soutien précieux

L'aromathérapie est une thérapie naturelle de soins qui repose sur la très grande richesse de composition biochimique des huiles essentielles. Cette forme de thérapie par les extraits aromatiques de plantes existe depuis plus de 5 000 ans.
Une huile essentielle est l'essence d'une plante aromatique distillée, odorante et très active. Elle a des effets semblables aux substances chimiques mais sans les effets secondaires et sans phénomène de résistance. Ceci est dû au fait que les principes actifs ne sont pas séparés de leur milieu naturel, ils travaillent en synergie. Lorsque les molécules sont séparées, il n'y a plus d'effet holistique subtil et elles ne modulent plus le système immunitaire. Elles peuvent être utilisées au quotidien, toujours diluées, pour de nombreuses applications physiques, émotionnelles, culinaires... En règle générale, elles sont déconseillées aux femmes enceintes et aux jeunes enfants.

Toujours choisir une huile essentielle portant les mentions suivantes 100 % naturelle, avec le chémotype de la plante, la partie distillée, le pays de provenance, le numéro de lot et le label AB si possible, Attention ! En cas de projections dans les yeux ou sur les muqueuses, ne pas utiliser d'eau mais de l'huile pour rincer.
Les huiles ne se mélangent pas à l'eau.
Il existe trois moyens d'utilisation.

1. La diffusion
Influence le psychisme et les émotions : l'essence passe dans le sang également via les alvéoles pulmonaires. L'odeur est perçue directement par le système limbique, siège des émotions. Ainsi, sans le filtre des autres centres cérébraux, les huiles peuvent stimuler, influencer la motivation, la créativité, la concentration, la sexualité, le système neurovégétatif.
Pour profiter au mieux de leurs qualités, les essences doivent être diffusées à froid. En effet, les molécules qu'elles contiennent peuvent, une fois chauffées, être modifiées et neutralisées.

2. La voie cutanée
Voie royale car elle allie l'effet guérisseur du toucher avec les vertus des plantes. Très pratique pour les enfants notamment.

Les molécules s'introduisent immédiatement dans l'organisme. Quelques minutes après, elles passent dans le sang, 45 min après dans les urines, 1 heure après dans l'air expiré. L'odeur est également présente.
Utiliser toujours les huiles essentielles diluées dans une huile végétale : 2 % pour le visage, 5 % à 10 % pour le corps (la moitié pour un enfant).

l'aromathérapie

- **Attention aux huiles essentielles contenant des phénols car elles sont dermo-caustiques (cannelle, thym thymol, sarriette...).**
- **Attention aux huiles photosensibilisantes comme la bergamote, l'angélique et les agrumes.**
- **Attention aux huiles oestrogènes-like comme la sauge sclarée, le niaouli, le cyprès.**

Faire un test sur le pli du coude pour tester une éventuelle allergie.

3. La voie orale
Cette voie est très intéressante pour les huiles détoxiquantes, notamment sur le foie, le pancréas et les reins (ex: Ledon du Groenland, romarin a verbenon, citron, livèche) mais c'est aussi la plus risquée, surtout pour femmes enceintes et les enfants. Elle demande une certaine connaissance et pratique des huiles essentielles (la voie orale est interdite pour les huiles essentielles à cétones notamment).
Le plus simple est d'utiliser les hydrolats qui peuvent convenir aux femmes enceintes et aux enfants à raison d'1 cuillère à soupe d'hydrolat dans 1 litre d'eau à boire la journée, sur 40 jours. Vérifier que les hydrolats ne contiennent pas d'alcool, ajouté pour la conservation.

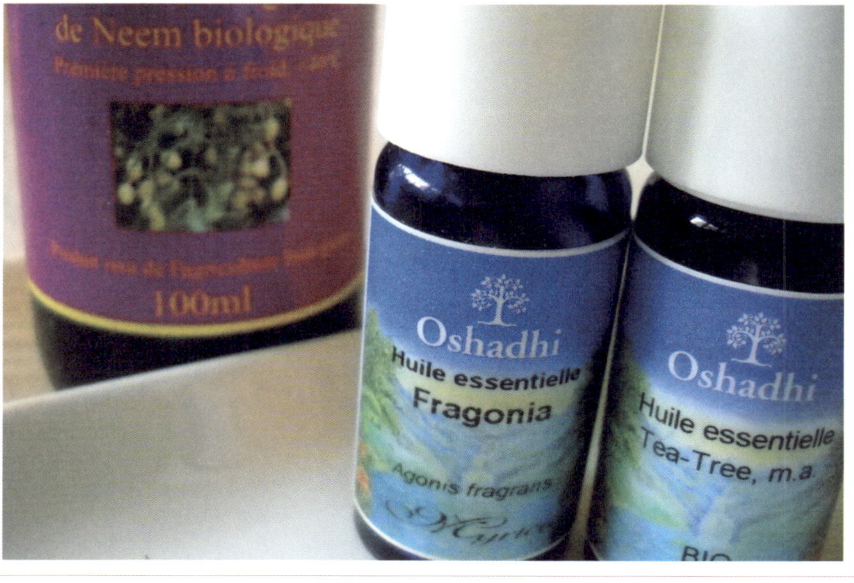

5

la respiration

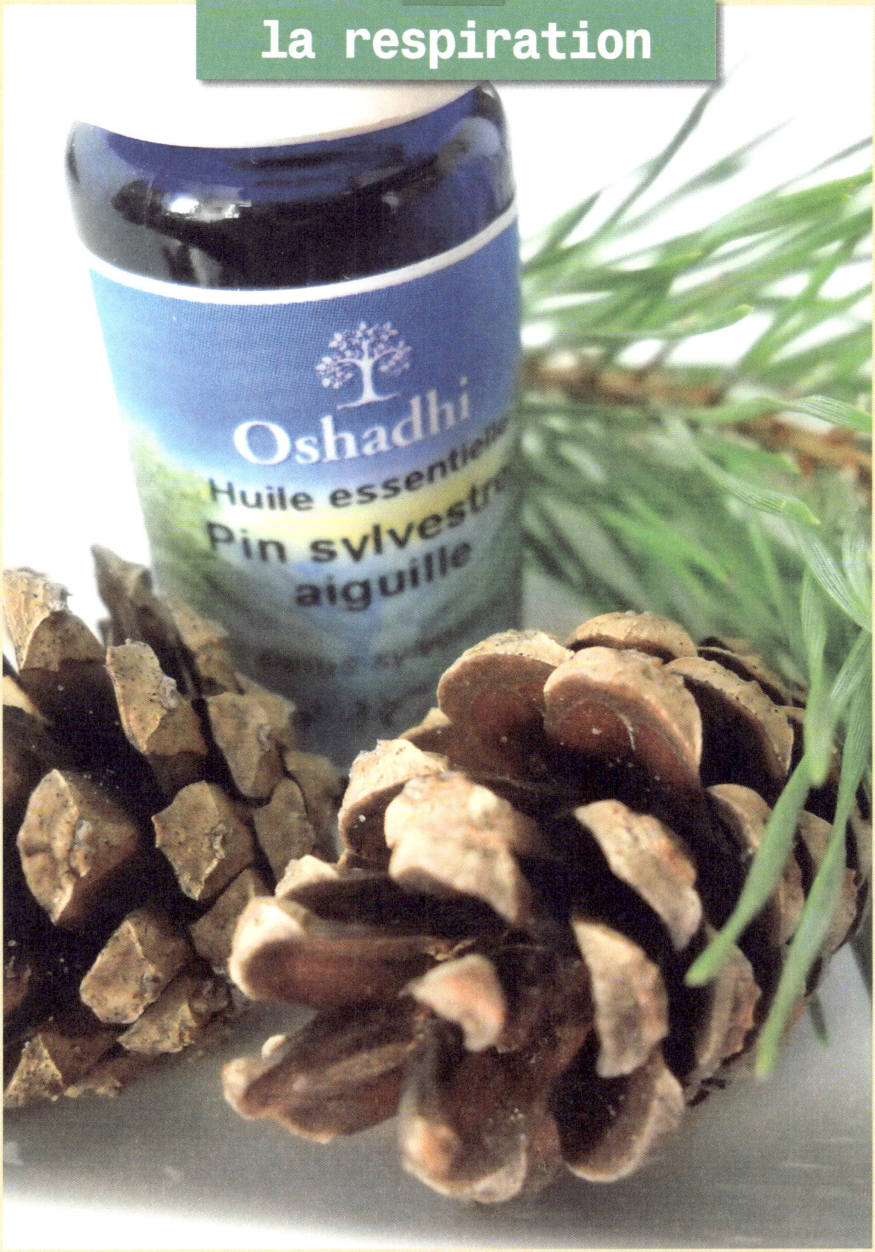

16. cure anti-rhume des foins : pour faire face aux allergies

Nez bouché, rhinite, écoulement nasal, éternuements viennent gâcher le retour du beau temps ? L'allergie au pollen, déclencheur de rhume des foins, peut être grandement améliorée, voire complètement supprimée, en suivant 2 à 3 mois avant le retour du pollen, un régime sans gluten, c'est-à-dire en proscrivant blé, avoine, seigle, orge.
Évitez au maximum les aliments et ingrédients cités ci-dessous et favorisez les légumes et fruits non acides ainsi que les jus verts. La cure d'huile de nigelle viendra prévenir, voire soulager les crises.

- **Type de cure :** supplétive et dépurative.
- **Durée :** de janvier à juillet.
- **Pour qui :** tous.
- **Contre-indication :** aucune.

Ingrédient : La Nigella sativa, cumin noir d'Égypte, graine régulatrice des réactions excessives du système immunitaire contient plus de cent principes actifs dont la nigellone.
Cette dernière inhibe la libération d'histamine.

Déroulement : en cure préventive jusqu'à l'été. Deux à trois mois avant l'apparition des premiers pollens, commencez à faire une cure d'huile de nigelle, de janvier jusqu'au milieu de l'été : 1 petite cuillère à dessert tous les jours avant le repas, 3 fois par jour. Ensaliver consciencieusement l'huile avant de l'avaler favorise son assimilation. Le goût de cette huile, très épicée et presque piquante, peut surprendre.

Aliments histamino-libérateurs

• fraise • épinard • tomate • choucroute • champagne non bio • viande rouge • charcuterie • poissons sur étalages de glace • coquillages, crustacés • fromage fermenté, levures, roquefort

Y'a pas plus simple !

Ajoutez à votre bouteille d'eau quotidienne 100 gouttes de macérat glycériné de bourgeons de Ribes nigrum (cassis). Vous le trouverez facilement en pharmacie.
Le bourgeon de cassis est un tonique agissant sur les glandes surrénales. Il augmente naturellement le taux de cortisol dans le sang. Utile également en cas de fatigue.

Aliments pro-allergisants

• les aliments histamino-libérateurs • les céréales à gluten (seigle, avoine, blé, orge) • les aliments à base de lait de vache • les aliments à base d'arachide (huile, noix) • le glutamate (E621) • les conservateurs • les aliments acides (pamplemousse, citron, orange, vinaigre, café, moutarde).

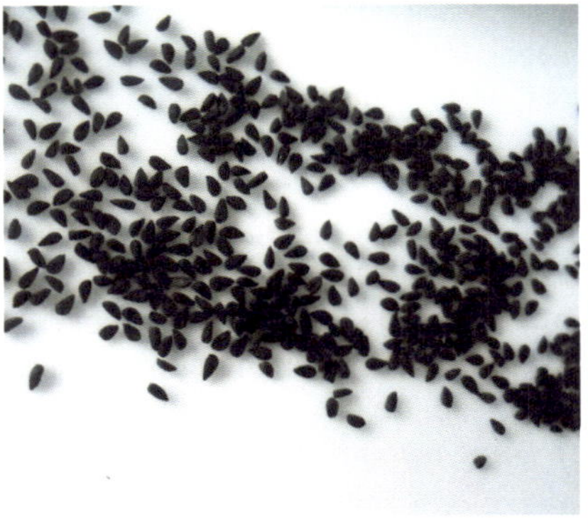

Inhalatation en cas de crise

Ingrédients

- 1 verre de graines de cumin noir broyées
- 1 l d'eau bouillante

• Ajoutez les graines broyées à l'eau bouillante et laissez infuser à couvert pendant 5 min.
• Inhalez ensuite les vapeurs, la tête recouverte d'une serviette, pendant 10 min environ.
À faire 3 à 4 fois par jour.

Huile de massage

Flacon de 30 ml

- 20 ml HV macadamia
- 10 ml HV nigelle
- 20 gt HE Artemisia dracunculus (estragon)
- 20 gt HE manuka

• Mélangez huiles végétales et essentielles.
• Passez le mélange obtenu matin et soir sur le torse et le ventre pendant 1 à 2 mois (renouvelez la préparation) en prévention et pendant les crises si besoin.

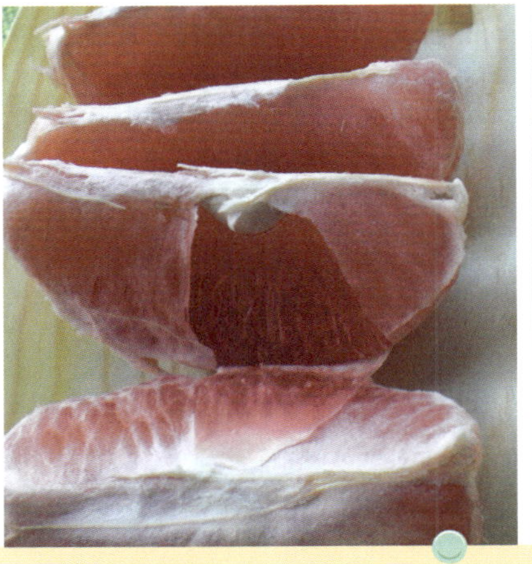

Bon à savoir
Le jus de pamplemousse fait baisser l'action des anti-histaminiques.

17. cure respiratoire

Favorisez un bon dégagement lors de grippe, de sinusite... Si vous êtes pris au niveau des bronches et du nez, ce sont les intestins qu'il convient de libérer ! Une cure de légumes soufrés (poireau, oignon, échalote, ail, radis) permet de désencombrer les voies respiratoires. Les fruits secs – raisins, figues, abricots, amandes – adoucissent la gorge et remontent l'immunité. Les fibres et l'eau chaude contenues dans une soupe agissent comme émollient. Éviter les laitages pendant la crise afin de limiter la formation de glaires.

- **Type de cure :** dépurative (facile).
- **Durée :** de 2 à 7 jours.
- **Pour qui :** tous.
- **Contre-indication :** aucune.

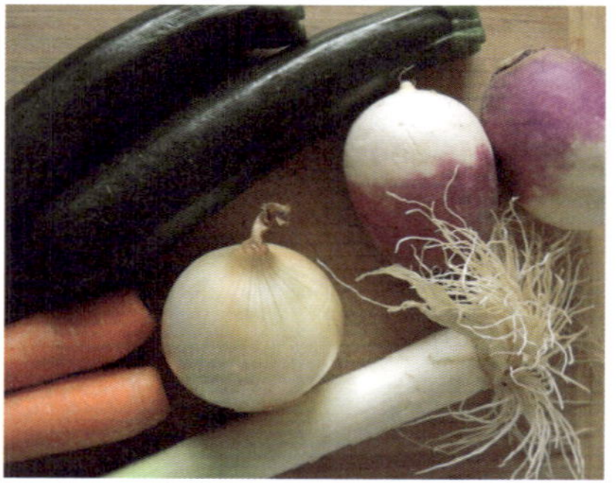

Soupe de légumes

Ingrédients

- **1 poireau**
- **2 carottes**
- **2 navets**
- **1 oignon**
- **2 courgettes (pas de pomme de terre)**
- **1 l d'eau**
- **sel**
- **thym**
- **romarin**

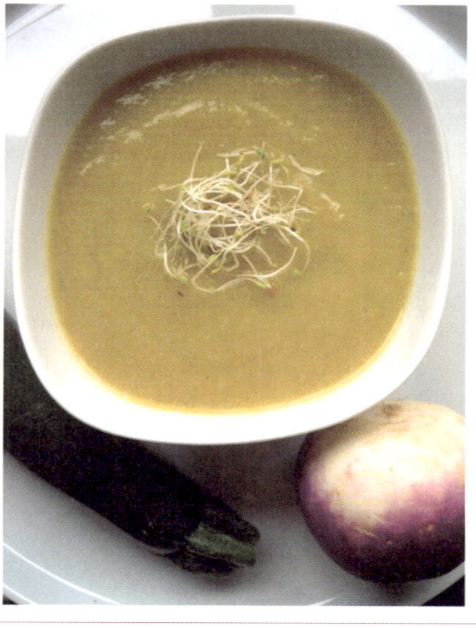

- Coupez les légumes et faites-les revenir dans une cocotte avec un filet d'huile d'olive.
- Rajoutez l'eau, le sel et les aromates.
- Couvrez et laissez cuire à feu moyen 20 min.
- Mixez le tout.

Mélange pour diffuseur et massage

À part égale

- **HE Eucalyptus radiata**
- **HE Melacleuca quinquernivia (niaouli)**
- **HE Pinus sylvestris (pin sylvestre)**
- **HE Cinamomum camphora (ravintsara)**
- **HE Rosmarinus 1,8 cinéole (romarin 1,8 cinéole)**

• Quelques gouttes de ce mélange à mettre sur le diffuseur.
• Pour obtenir l'huile de massage, versez 10 gouttes du mélange ci-dessus (5 gouttes pour les enfants) dans une cuillère à soupe d'huile végétale, et appliquer sur le torse et le dos.
L'huile essentielle d'eucalyptus est contre-indiquée pour les asthmatiques.

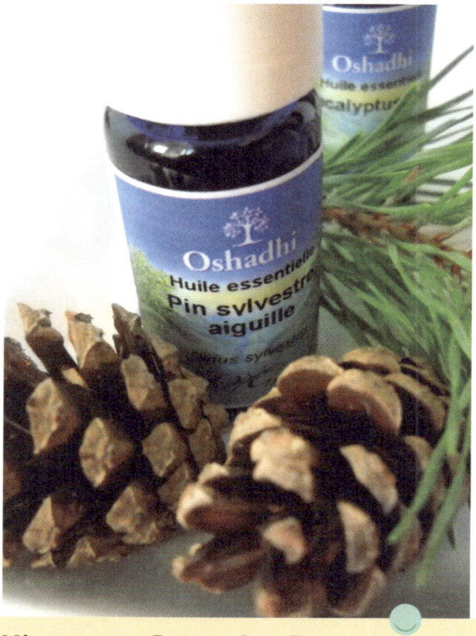

Y'a pas plus simple
Suppositoire à l'eucalyptus en pharmacie, le soir au coucher. Existe pour enfants et adulte.

pourquoi éviter les laitages de vache ?

Les laitages de vache constituent un aliment de croissance pour les enfants. Par contre, riche en graisse saturée et en hormones de croissance, le lait devient difficile à digérer à partir de 7 ans.

Le galactose du lait peut devenir source de problèmes en créant une surcharge au niveau du foie et du cristallin. La forte teneur en graisse saturée crée des glaires et des mucus entraînant divers troubles : migraine, eczéma, problèmes de digestion et de la sphère ORL...

Le lait est souvent pasteurisé ou chauffé à haute température, traitements qui entraînent la disparition des bactéries amies de l'intestin. La solution est de le consommer cru ou fermenté ou bien sous forme de kéfir. Sa teneur en calcium est certes élevée mais ce dernier est mal métabolisé et éliminé dans les urines provoquant une plus grande décalcification. Vous trouverez du calcium en abondance dans les légumes, notamment le brocoli, mais aussi dans les amandes, les algues et les sardines.

6

les cures anti-douleur

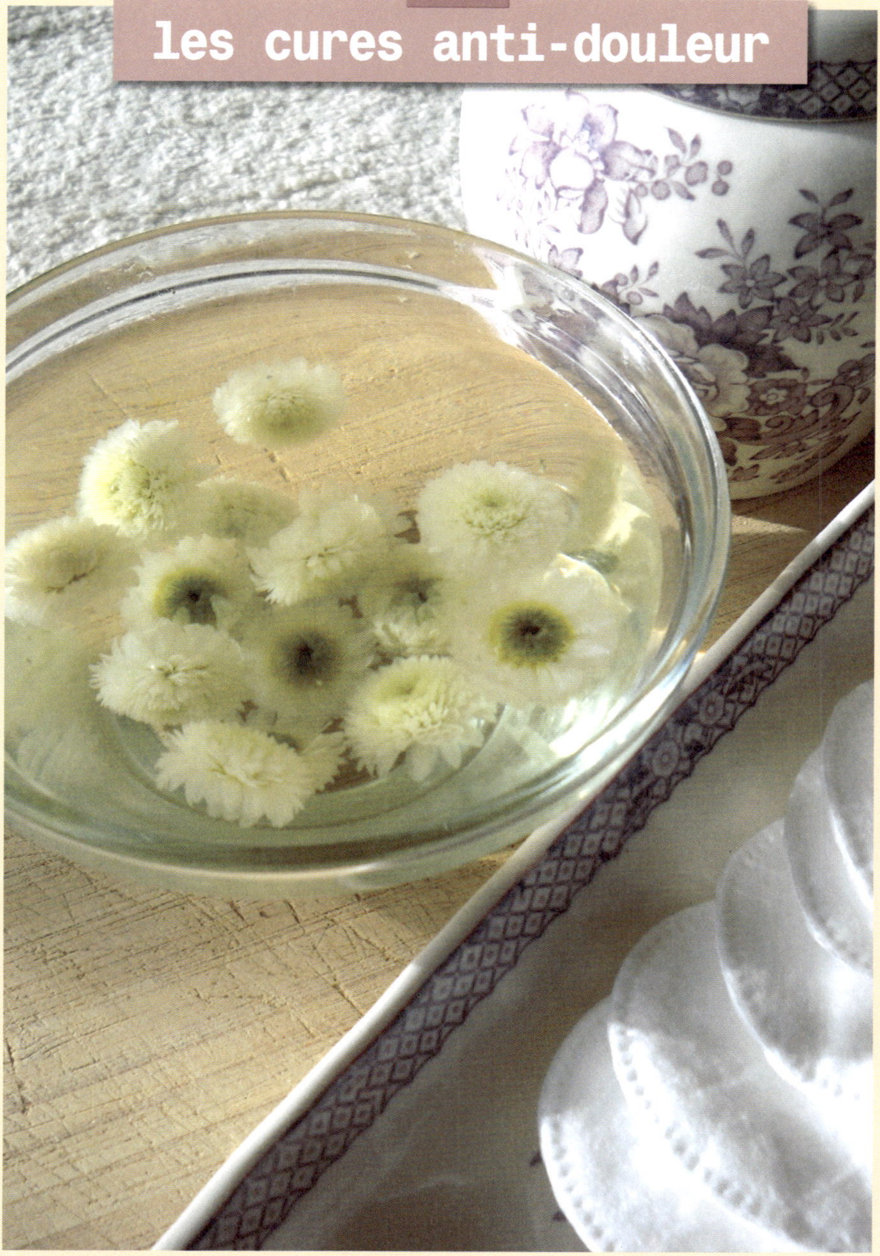

18. cure articulations souples, douleurs musculaires

La cure de riz est parfaite pour désacidifier activement un terrain rhumatisant et arthritique. Elle améliore de multiples symptômes dermatologiques, nerveux, inflammatoires et douloureux. C'est une des cures les plus agréables et faciles à faire. Pratiquée en saison froide d'octobre à avril selon la frilosité personnelle, elle est idéale pour se remettre des festivités de Noël sans s'affamer.

- Type de cure : dépurative (facile).
- Durée : de 7 à 10 jours.
- Pour qui : adulte.
- Contre-indication : aucune.

Ingrédients

- Riz demi-complet issu de l'agriculture biologique.
- Quelques légumes verts cuits de votre choix (maximum 10 % de votre assiette) : blettes, poireaux, endives...
- Galettes de riz pour le matin ou les petits creux.
- Aromates aux choix (basilic, romarin, aneth, thym...).
- Tisanes chaudes (harpagophytium, romarin, thym, sauge...).

Déroulement :

À chaque repas, consommez uniquement une belle assiette de riz avec deux à trois cuillères à soupe de légumes cuits si vous redoutez la constipation, le tout assaisonné de gomasio ou de sel de Guérande et d'aromates.
Pour varier les plaisirs, vous pouvez griller le riz à sec avant cuisson dans deux fois son volume d'eau à feu très doux. Ce tour de main lui donnera un petit goût de noisette.

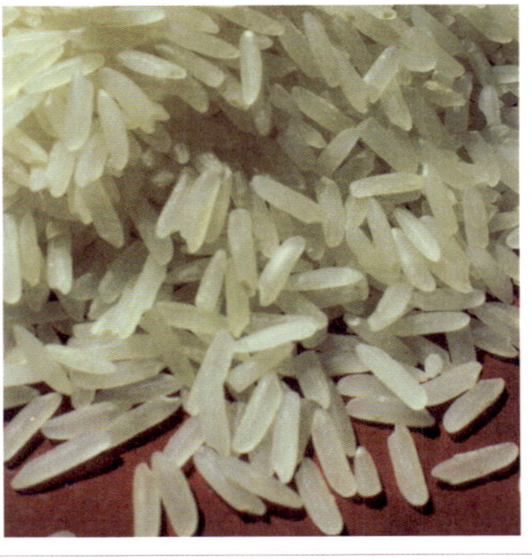

Tisane d'harpagophytum

Une tisane d'harpagophytum vous tiendra chaud toute la journée.

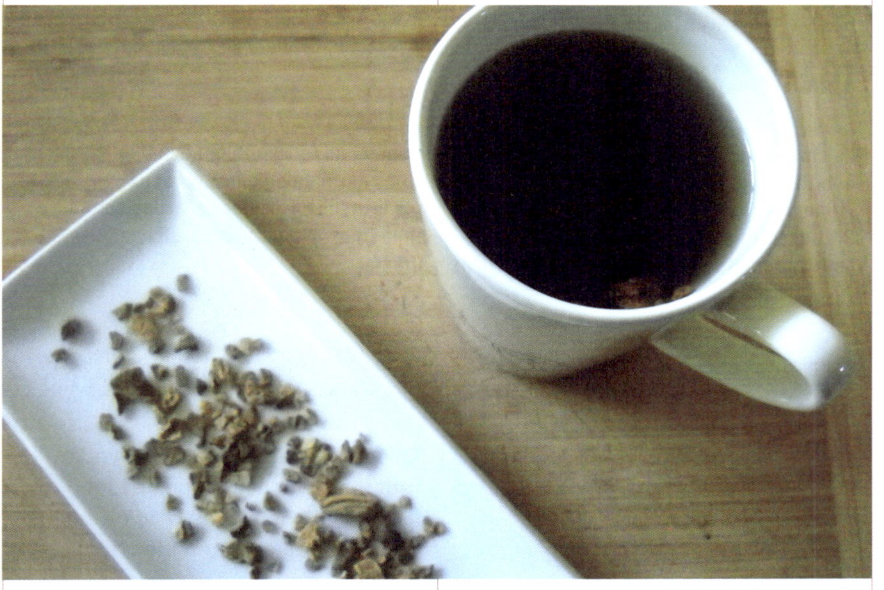

Mélange anti-douleurs musculaires, articulaires

Flacon de 100 ml

- **HE Gaultheria procumbens (gaulthérie couchée) 50 gouttes**
- **HE Pinus sylvestris (pin sylvestre) 25 gouttes**
- **HE Betula alleghaniensis (bouleau jaune) 40 gouttes**
- **HE Eucalyptus citriodora (eucalyptus citronné) 25 gouttes**
- **HE ylang-ylang extra 10 gouttes**
- **HV arnica ou gel de silice**

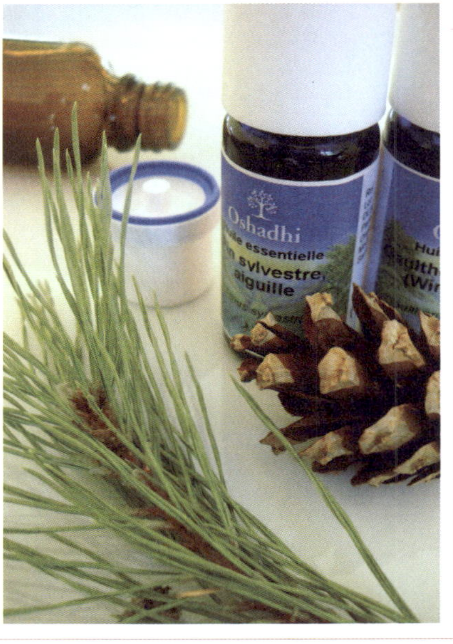

Sauce au curcuma

En dehors de la cure de riz, vous pouvez adopter cette recette de sauce au curcuma qui accommodera aussi bien un plat de poisson, de viande, de pommes de terre ou de légumes.

Ingrédients

- **3 cm de gingembre frais**
- **2 gousses d'ail**
- **½ c. à c. de poudre de curcuma**
- **1 c. à s. de tamari**
- **4 c. à s. d'huile d'olive**
- **jus d'½ citron**
- **poivre**

• Épluchez et râpez le gingembre frais.
• Ajoutez les gousses d'ail pressées, le curcuma, le poivre puis le tamari, l'huile d'olive et le jus de citron.

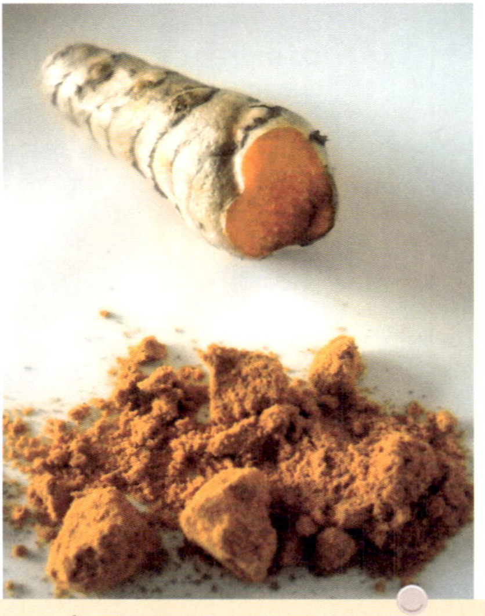

Bon à savoir
Le curcuma est un anti-oxydant et un anti-douleur à incorporer partout ! Le millet est également riche en silice.

les bienfaits des bains alcalins et du sauna

Bains alcalins avec le sel d'Epsom ou comment passer un bon moment en se débarrassant des toxines !

Au début d'une détox, la peau est un soutien efficace pour l'évacuation en douceur d'acides et de toxines qui épuisent l'organisme. Sa fonction d'évacuation atteint un maximum d'efficacité lors de bains contenant des sels alcalins d'une valeur pH de 8,5. En cas d'acidité extrême du corps, les bains alcalins provoquent un écart de concentration de l'intérieur vers l'extérieur (effet d'osmose) et le corps élimine directement les toxines par la peau. Les autres émonctoires sont alors soulagés et peuvent exercer à nouveau leur fonction d'origine de manière optimale. Le sel d'Epsom (nom de la ville d'origine) est un remède ancestral pour détoxifier le corps ou pour soulager les muscles et les pieds douloureux. Sa richesse en magnésium lui confère son aptitude à détendre les muscles et à relaxer. Mettre 3 poignées dans l'eau du bain. Ces bains à 36°, 37°C doivent durer au minimum 30 min, le mieux étant 1 heure.

les bienfaits des bains alcalins et du sauna

En cas de varices ou de problèmes circulatoires, la température ne devra pas excéder 35°C.

Le sauna, quant à lui, permet de débarrasser le corps des déchets acides par les glandes sudoripares de la peau. Très utile en cas de rhumatismes, arthrite, arthrose. Ces glandes profondément logées sous l'épiderme agissent comme des filtres rejetant la sueur grâce à la chaleur et à l'activation du flux sanguin. La sueur contient différents types de résidus : eau, minéraux, urée, acide urique, créatinine, acides lactiques, acides gras, des substances chimiques (médicaments, molécule à base de plomb...). Ces dernières sont responsables de troubles métaboliques profonds. La chaleur sèche du sauna oblige le corps à activer la sueur pour permettre au corps de résister au-dessus des 80°. Par opposition, le hammam humide ramollit la couche superficielle de la peau et la débarrasse des peaux mortes et du sébum mais ne permet pas d'augmenter la température interne du corps et d'activer les glandes sudoripares.

Une séance de sauna dure de 1 h 30 à 2 h, avec trois passages :

1. ▪ douche tiède savonnée,
▪ séchage (pour activer plus rapidement la sudation),
▪ sauna et sudation (8 à 12 min),
▪ douche tiède ou froide (commencer par les pieds puis remonter le jet),
▪ repos (10 à 15 min, emmitouflé dans un peignoir ou recouvert d'une serviette) ;

2. ▪ douche chaude, séchage,
▪ sauna (10 à 15 min),
▪ douche ou bain froid,
▪ repos (15 à 20 min) ;

3. idem phase n° 2.

La première phase prépare l'organisme au mécanisme de sudation, la deuxième entraîne l'élimination la plus grande et la troisième agit sur les liquides profonds du corps. Les temps de repos permettent au corps d'utiliser l'énergie pour continuer le nettoyage des tissus. Soyez à l'écoute de votre corps et en cas de doute, restez moins longtemps dans le sauna et allongez le temps de repos. Le corps réagit de manière optimale au bout d'une dizaine de séances.

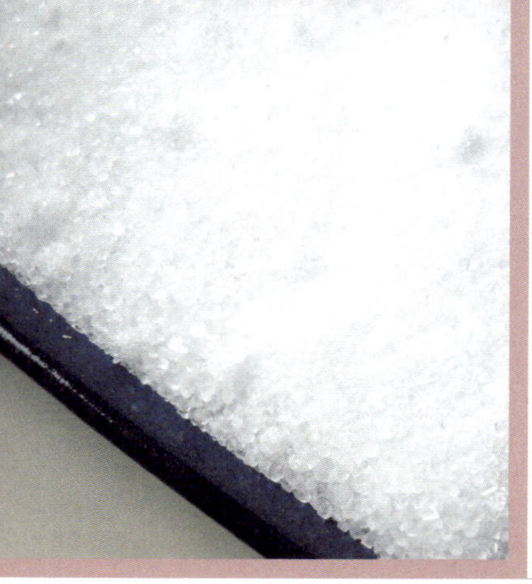

19. cure pour une vue imprenable : prendre soin de ses yeux !

**Les yeux étant connectés au foie, il est important de prendre soin avant tout de cet organe pour s'assurer une bonne vision. Les baies riches en anti-oxydants et lutéine et béta-carotène seront régulièrement mises à l'honneur. La baie de goji ou liciet, fruit de la médecine chinoise, est particulièrement intéressante car c'est la plus riche en lutéine, anti-oxydant de base pour les tissus de la vision. Sur le long terme, l'action anti-âge peut se vérifier, surtout sur les tissus de l'œil. Ce fruit contient également une bonne concentration en caroténoïdes, oligo-éléments et vitamines permettant à l'organisme de combler certaines carences, d'équilibrer le stress oxydatif des cellules et de réguler l'équilibre acido-basique. Les études principales ont porté sur l'action anti-âge générale, la régulation de la glycémie (pour non insulino-dépendant), la stimulation des défenses naturelles, la détoxification au niveau du foie, la régulation de l'humeur et du sommeil (action sur les neuro-transmetteurs cérébraux). La concentration en minéraux et vitamines permet aux personnes fatiguées et en baisse de vitalité de faire le plein de nutriments pour la journée. J'ai constaté personnellement une action positive sur le psychisme.
Toutes les baies foncées contiennent un fort taux d'anti-oxydants et sont agréables à consommer en smoothie.**

- **Type de cure :** supplétive (facile).
- **Durée :** de 2 à 6 mois.
- **Pour qui :** adulte.
- **Contre-indication :**

Quelques réserves sont à émettre pour les personnes sous anti-coagulants. Le goji fluidifie le sang, il est donc préférable de demander conseil à un médecin phytothérapeute. Chez certaines personnes, il constipe ou fait évacuer plus rapidement les intestins. Si vous êtes sensible, je vous conseille d'essayer d'abord avec une dizaine de fruits que vous mastiquez bien ou de prendre le jus au lieu des baies séchées.

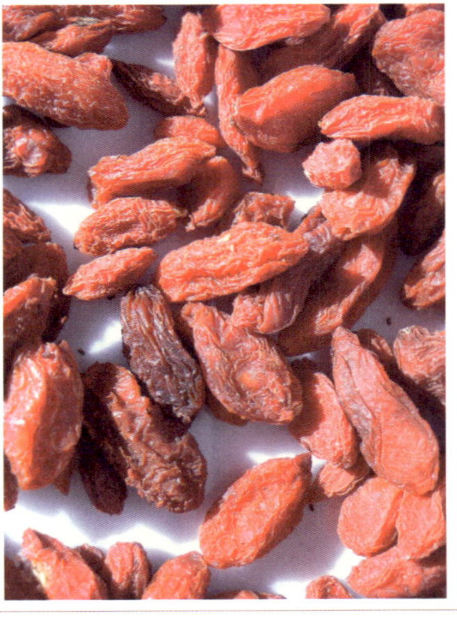

le goji

Le goji se mange comme un raisin sec, à raison d'environ 1 cuillère à soupe par jour, à picorer ou à incorporer à un petit déjeuner, muesli, compote, salade de fruits.

Si vous avez les dents fragiles, vous pouvez le faire tremper dans de l'eau ou du thé avant de le consommer.

Vous pouvez le rajouter à la fin de cuisson d'un riz au lait ou d'un plat de riz. Si la chaleur détruit la vitamine C, les principaux anti-oxydants sont conservés.

Ce fruit se présente comme un super aliment à prendre en cure de plusieurs semaines pour les personnes en bonne santé. Pour les personnes plus fragiles, des cures longues sont souvent nécessaires.

Il est dommage que la taxe carbone pour faire venir ce fruit soit aussi lourde, et peut-être que parfois une bonne spiruline française est aussi efficace... Les myrtilles, riches en tanins et en vitamine A, sont également à recommander pour les troubles de la vision.

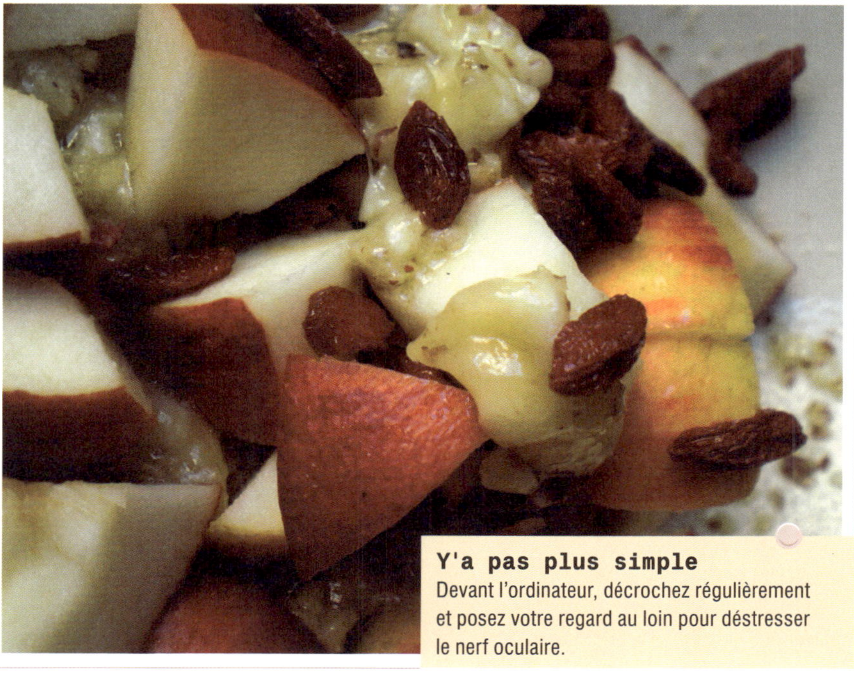

Y'a pas plus simple

Devant l'ordinateur, décrochez régulièrement et posez votre regard au loin pour déstresser le nerf oculaire.

Bain oculaire

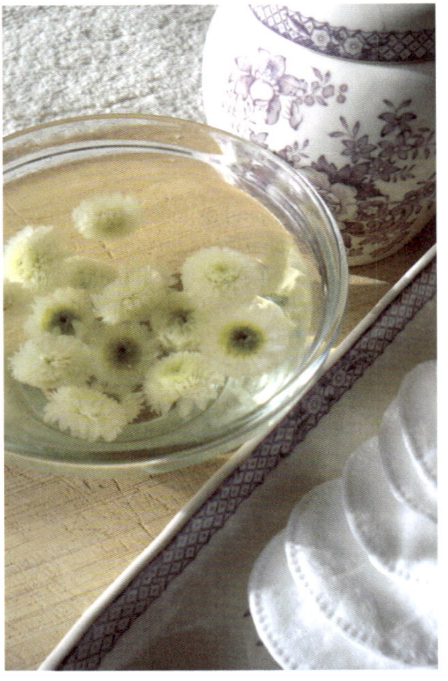

Ingrédients

- **Hydrolat de plantain pour les yeux marrons**
- **Hydrolat de bleuet pour les yeux bleus**

• Appliquez à l'aide de compresses sur les yeux fatigués ou qui piquent.

Bon à savoir

Il est primordial d'éviter l'aspartame qui se révèle particulièrement agressif pour les yeux. Il en est de même pour le soja et les laitages de vache qui contiennent du galactose, souvent mal digéré et qui attaque le cristallin. En revanche, le beurre contient de la vitamine A, utile pour l'entretien des tissus oculaires.

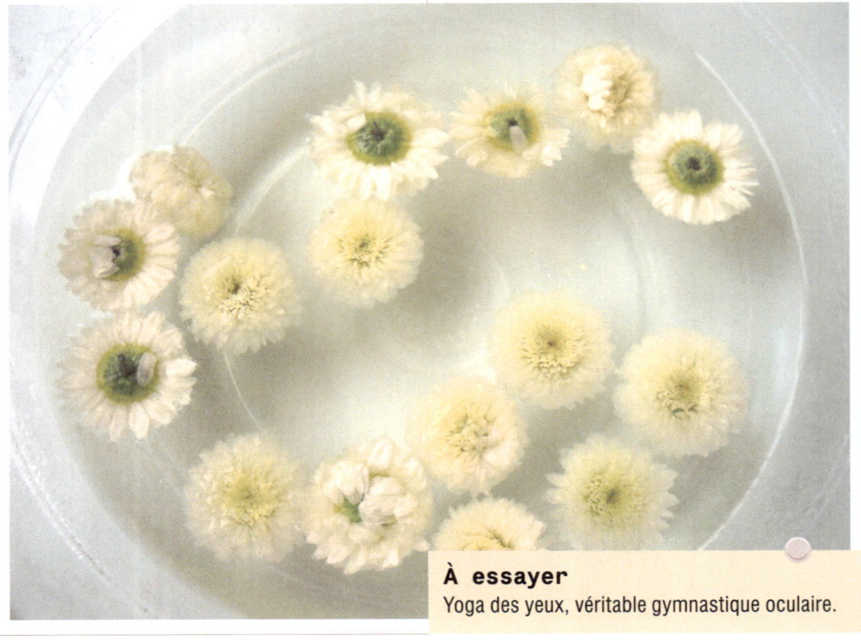

À essayer

Yoga des yeux, véritable gymnastique oculaire.

20. cure jambes légères

La sensation de jambes lourdes, gonflées, est liée à un retour veineux affaibli et à un sang plus ou moins chargé en toxines. Les plantes diurétiques ainsi que les huiles essentielles drainantes associées à une alimentation riche en anti-oxydants sont incontournables. Les radicaux libres issus de la pollution, des rayonnements, des aliments frits et brûlés entraînent vieillissement, troubles artériels et inflammations. Les vitamines A, C, et E, le sélénium et le zinc, le cuivre, le fer, le manganèse vont désarmer les radicaux libres endommageant les cellules. Les mûres, les myrtilles, les fraises et tous les fruits et légumes rouges en général contiennent des anti-oxydants aux propriétés anti-inflammatoires et entretenant les vaisseaux sanguins.

- **Type de cure :** dépurative (facile).
- **Durée :** en monodiète un jour par semaine pendant 3 semaines ou en cure supplétive de 1 à 2 smoothies par jour.
- **Pour qui :** adultes.
- **Contre-indication :** aucune.

Autres aliments anti-oxydants

- tous les légumes colorés et fruits mûrs
- aromates • algues • pollen

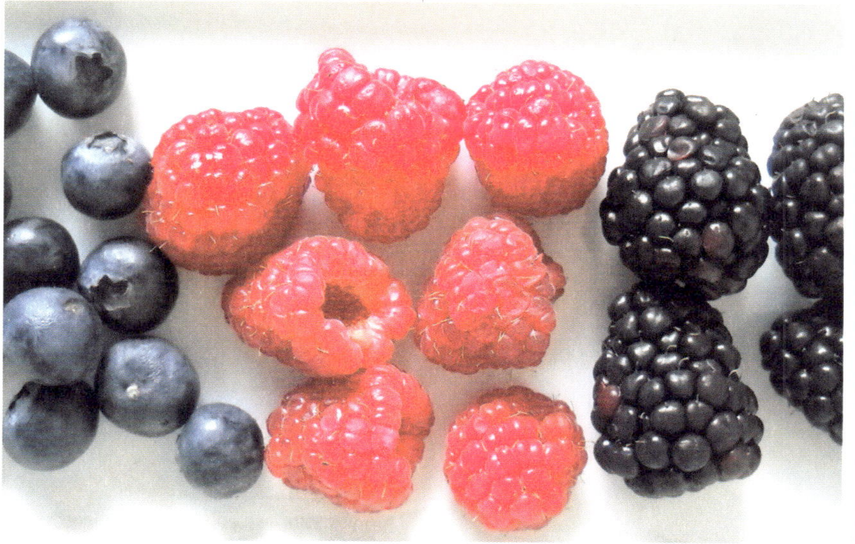

Smoothie rouge vibrant

Ingrédients pour 2 verres

- ½ tasse de framboises
- ½ tasse de mûres ou cassis
- ½ tasse de myrtilles
- ½ orange, coupée en tranche, pépins enlevés
- ½ c.à c. d'huile de coco
- 1 c.à c. sirop d'agave (facultatif)
- ½ yaourt de brebis (facultatif)

• Versez tous les ingrédients dans votre mixeur et broyez.

Le yaourt de brebis ajoute des probiotiques vivants. Cela augmente la vitesse d'élimination, réduit la rétention d'eau et aide à maintenir son poids.

Après une journée de smoothie, vous vous sentez plus léger, avec plus d'énergie, et une circulation des jambes améliorée.

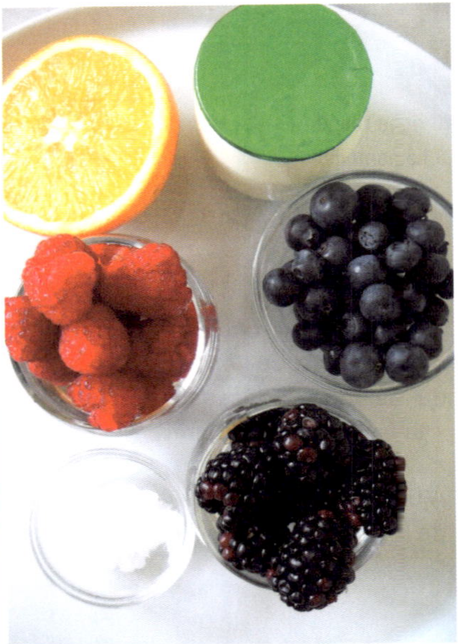

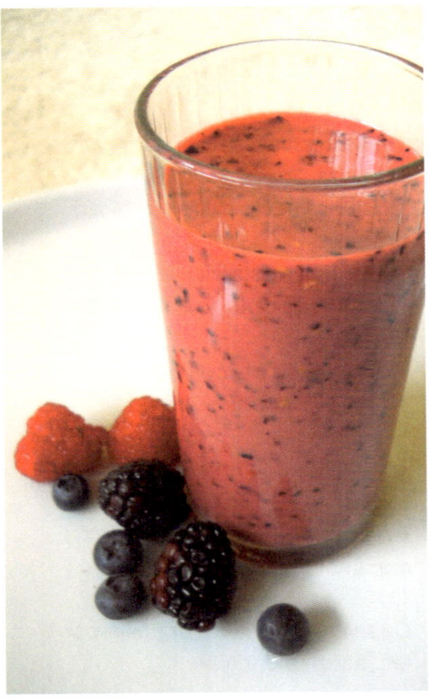

Y'a pas plus simple

Passez un jet d'eau froide de la cheville à l'aine, à l'intérieur, puis de la hanche à la cheville à l'extérieur, sur chaque jambe.

Tisane

À part égale

- **vigne rouge**
- **hamamélis**
- **fragon**
- **olivier**
- **noyer**

• Faites bouillir une casserole d'eau et ajoutez-y 1 cuillère à soupe du mélange ci-dessus.
• Laissez infuser 10 min.

À boire chaud ou tiède tout au long de la journée.

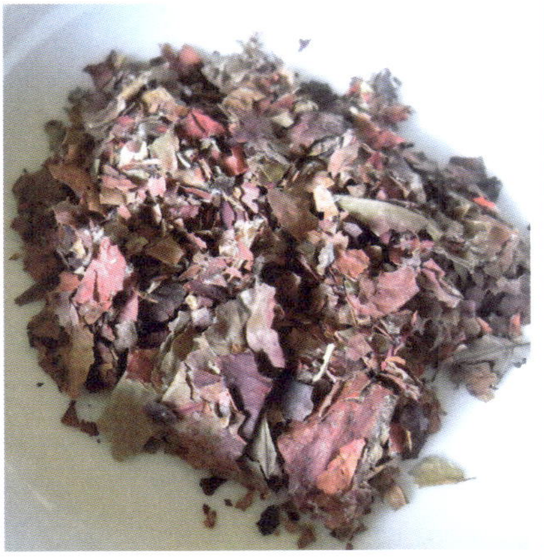

Mélange pour des jambes légères

Flacon de 100 ml

- **HE Cupressus sempervirens (cyprès) 50 gouttes**
- **HE Juniperus communis (genévrier) 40 gouttes**
- **HE lentisque pistachier 30 gouttes**
- **HE Mentha piperita (menthe poivrée) 15 gouttes**
- **HV calophylle inophyle 20 ml**
- **HV macadamia ou sésame 70 ml**

• Mélanger les huiles essentielles et végétales.
• À appliquer sur les jambes en massant du bas vers le haut.

Ce mélange est déconseillé pour les femmes enceintes.

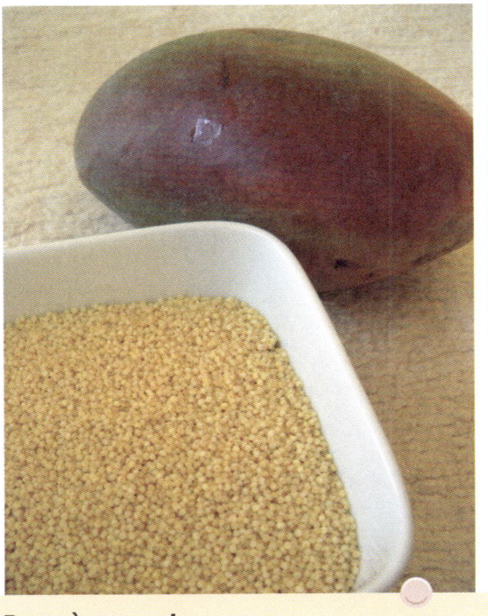

Bon à savoir

La mandarine, bourrée de bioflavonoïdes, la mangue et le millet, riches en silice, sont des alliés précieux pour la souplesse et la protection des parois veineuses.

7

le système hormonal

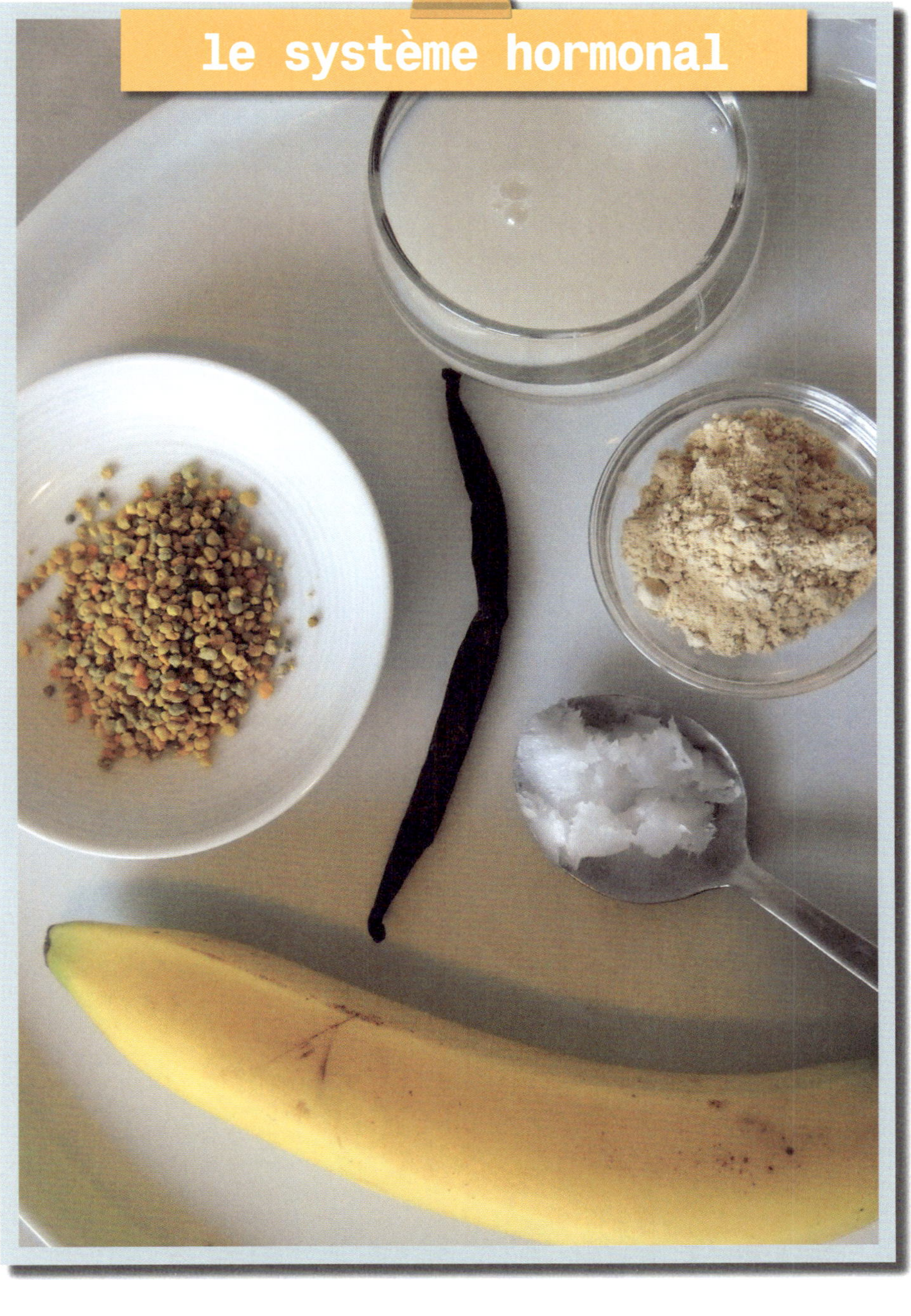

21. cure pré-grossesse ou d'aide à la conception

Pour hommes et femmes. Un enfant se concevant à deux et le couple a tout intérêt à changer ses habitudes en même temps et se soutenir l'un l'autre. Vous serez attentif à maintenir l'équilibre acido-basique de votre corps, particulièrement si une glaire ou un sperme trop acide réduisent vos chances de grossesse spontanée. Le stress professionnel et les excitants (café, tabac, alcool, drogues) acidifient l'organisme.
Un drainage printanier et/ou automnale est bénéfique puisqu'une des fonctions du foie est de gérer les hormones. Garder les toxines risque d'occasionner soit une qualité ovocytaire/spermatique insuffisante, soit une contamination de l'embryon.
En plus d'une activité sportive régulière, vous allez devoir concevoir : le « sport en chambre » dans la période des trois jours précédents l'ovulation ! Pensez à pratiquer une abstinence quelques jours avant l'ovulation afin d'améliorer la qualité du sperme. Pour connaître précisément son ovulation, la méthode des indices combinés * permet de connaître son cycle très précisément.

- **Type de cure :** supplétive, plus ou moins facile selon les habitudes alimentaires adoptées.
- **Durée :** minimum 2 mois.
- **Pour qui :** adultes, hommes et femmes.
- **Contre-indication :** aucune.

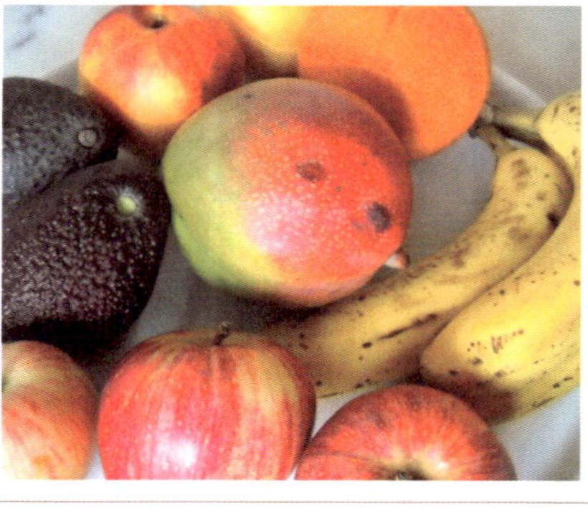

Déroulement :

- Évitez les aliments acidifiants et adoptez en abondance les aliments alcalins.
- Buvez abondamment une eau de qualité (voir p. 37) et des jus de légumes ou smoothies alcalinisants (voir p. 19 à 21).

À essayer

Pour les femmes : les élixirs floraux stimulant la fertilité ou régulant les émotions négatives que peuvent provoquer l'idée d'une grossesse. Fleur de courgette, fleur de pommier sauvage à part égale. 3 gouttes du mélange sur la langue, 3 fois par jour.

à éviter

Les aliments acidifiants :
- Viandes rouges
- Viandes blanches
- Légumineuses
- Sucres rapides (sucre blanc et ses dérivés, sucre de canne, saccharose)
- Charcuterie
- Fruits de mer
- Huiles végétales raffinées
- Thé, café, alcool, eau du robinet
- Chocolat
- Céréales raffinées
- Sel blanc, sucre blanc

Les aliments acides :
- Agrumes - Pommes acides (Grany...)
- Kiwis - Fruits rouge - Fruits pas mûrs
- Abricots secs - Tomates (surtout cuites)
- Oseille - Épinards - Blettes - Rhubarbe
- Vinaigre de vin
- Cornichons, câpres, pickles, moutardes
- Yaourts - Fromage blanc
- Sodas
- Vins blancs, champagne
- Sodas, boissons « light »

+ le stress
+ le manque ou l'excès d'exercice physique
+ l'insuffisance respiratoire

à privilégier

Les aliments alcalinisants :
- Légumes verts
- Légumes colorés
- Légumes racines (betterave, radis, navet, igname, pomme de terre)
- Graines germées
- Beurre cru
- Ghee
- Sel gris non raffiné
- Aromates
- Fruits secs
- Oléagineux
- Avocat
- Lait d'amande, lait de châtaigne
- Pommes mûres
- Bananes mûres
- Mangues mûres
- Pêches mûres
- Huiles de première pression à froid
- Jus de légumes
- Pollen frais
- Tisanes (sauf agrumes et cynorrhodon)
- Sarrasin
- Algues
- Eau de source (Mont Roucous, Montcalm, Rosée de la Reine, Grand Barbier)

+ un sommeil réparateur
+ la sudation
+ des respirations amples et complètes

à proscrire

- **Les fritures, alimentation dévitalisée**
- **Les pesticides, consommez le plus d'aliments biologiques possibles**
- **Évitez le téflon, l'aluminium, l'eau stagnante des bouteilles en plastique. Les molécules du téflon ont par exemple été détectées dans les cordons ombilicaux.**

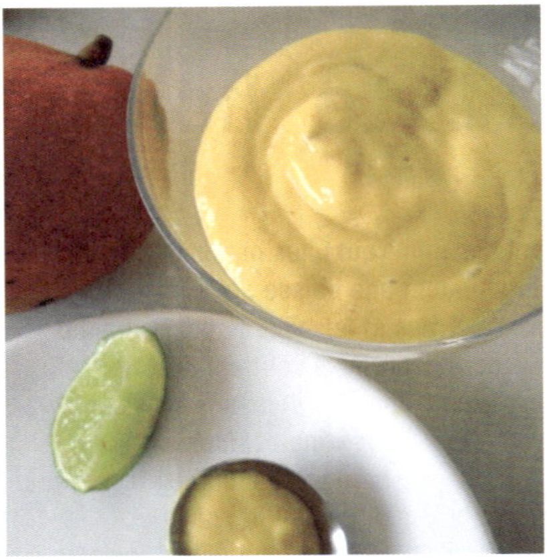

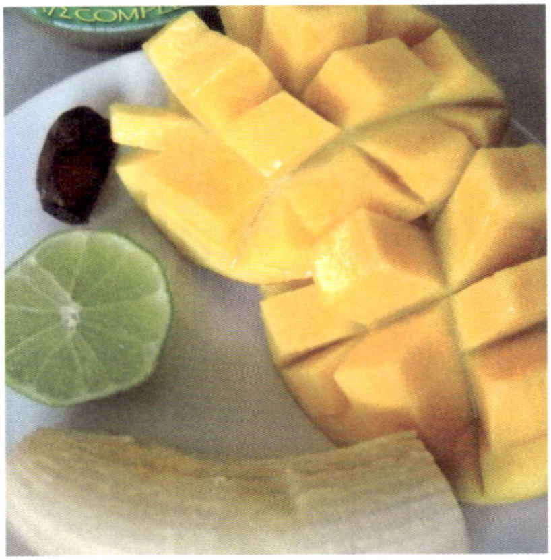

Velouté de mangue

Ingrédients

- ½ banane congelée
- 1 mangue
- ⅛ de citron vert et son zeste

• Broyez les ingrédients au mixeur. Dégustez immédiatement.

La banane congelée donne une texture de yaourt crémeux !

Mélange sensualité féminine

Ingrédients

- HE ylang-ylang 20 gouttes
- HE Amyris 10 gouttes
- HE Citrus aurentium feuille (petit grain bigaradier) 10 gouttes
- HE Rosa canina (rose) 1 goutte
- HV sésame 30 ml

• Mélanger huiles essentielles et végétales.
• Appliquer le soir après la douche sur le buste, le ventre et le bas du dos.

Mélange sensualité masculine

Voir chapitre suivant

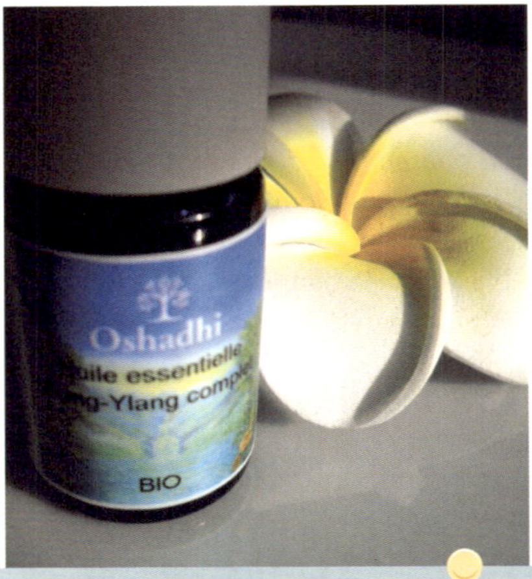

Y'a pas plus simple

Pour lâcher prise en fin de journée, allongez-vous sur le dos, versez sur le nombril deux gouttes d'huile essentielle d'ylang-ylang et tournez lentement l'index à l'intérieur ou sur le pourtour du nombril.

22. cure fertilité homme

L'industrialisation de l'alimentation (amenuisement des minéraux), les ondes des portables et wi-fi, et les PCB contenus dans les plastiques provoquent une baisse de la fertilité de plus en plus répandue chez les hommes jeunes. Le stress et le souci de performance induisent souvent une baisse de libido. Un système nerveux reposé soutient une vie sexuelle harmonieuse. Les oméga-3 (DHA) que l'on trouve dans les poissons gras sont particulièrement conseillés, ils participent à la production de spermatozoïdes. Vous les trouverez dans le saumon, l'anguille, le haddock, le hareng, le thon, le maquereau, la sardine, la morue, le flétan. L'huile de germe de blé est également utile, ainsi que les aliments riches en zinc : pépins de courge, muscade, noix. Il a déjà été démontré que la maca (tubercule du Pérou) possède une action bénéfique sur la fertilité.

- Type de cure : dépurative et supplétive.
- Durée : 2 mois minimum.
- Pour qui : adultes.
- Contre-indication : aucune.

Déroulement : suivez un régime régulateur du pH acido-basique (voir chapitre précédent) et un drainage du foie.

À boire : la tisane de romarin, tonique sexuel.

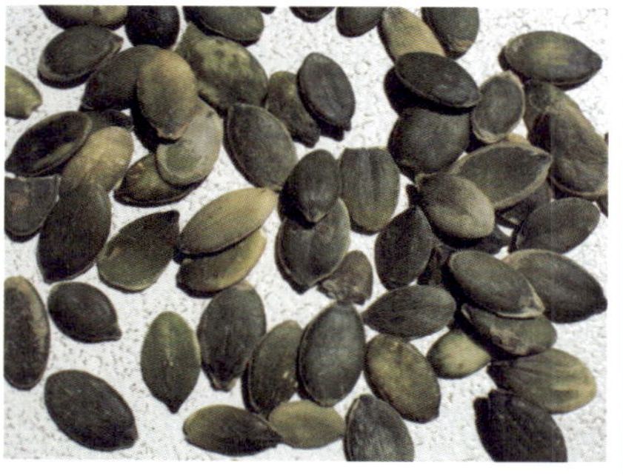

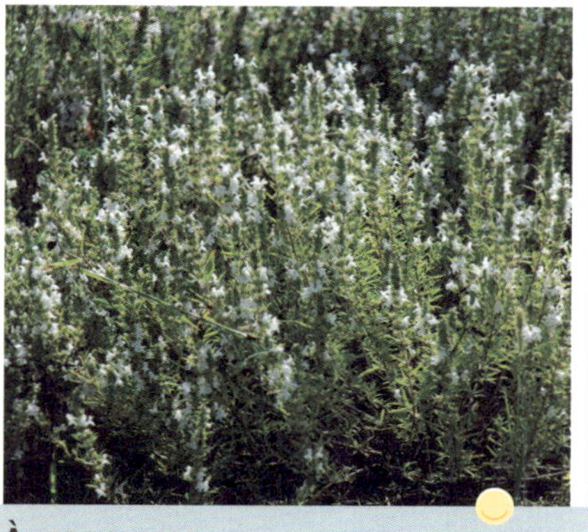

Le saviez-vous ?
Le saumon d'élevage non bio contient des antibiotiques, des colorants et des pesticides pour lutter contre les poux de mer.

Important
Éviter de mettre son portable dans la poche du pantalon, juste à côté des parties génitales. Éviter tout produit riche en phyto-œstrogène : sauge, soja et ses dérivés.

À essayer
La tisane de sarriette, stimulant puissant au niveau nerveux et sexuel.

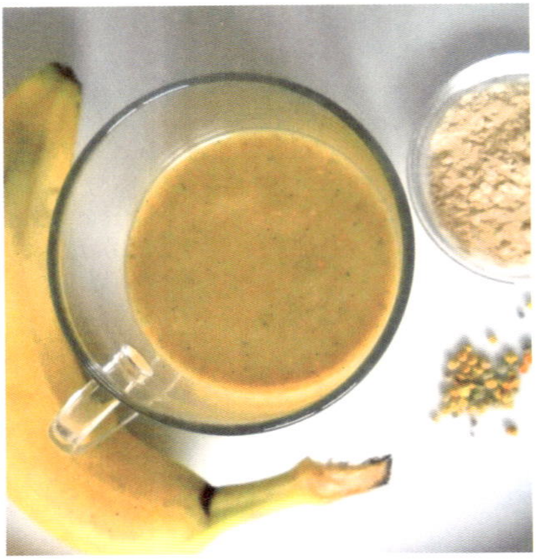

Smoothie maca

Ingrédients

- 1 banane
- 1 c.à c. de maca
- 1 c.à c. de pollen
- 1 verre de lait de riz
- ½ c.à c. d'huile de coco (facultatif)

• Diluez la maca et le pollen au lait de riz.
• Mélangez le tout au mixeur.
À boire de suite au petit déjeuner.

la Maca (Lepidium meyeni walpers)

Ce tubercule découvert par les Pumpushs du Pérou fut longtemps réservé aux rois et guerriers incas. Poussant sur les hauts plateaux andins entre 3 500 à 4 500 m dans des conditions extrêmes (entre 3 et 5°C), ce tubercule renferme une haute concentration d'acides aminés essentiels, de fructose, de fibres, de minéraux tels que le fer et le calcium, le zinc,
le phosphore, le manganèse, des vitamines B1, B2 et C , destérols et d'alcaloïdes *.
Sa concentration en nutriments est telle que la terre doit rester en jachère 10 ans après la récolte.
Il constitue un remarquable revitalisant, 1 à 2 c.à c. par jour de sa farine suffisent pour retrouver de l'énergie.
Les observations cliniques ont permis de constater une amélioration de la fertilité (augmentation de la quantité de sperme et de la mobilité des spermatozoïdes et maturation du follicule chez la femme), et du désir sexuel chez les hommes et les femmes. Traditionnellement, elle est aussi utilisée comme régulateur à la ménopause, pour traiter la malnutrition et pour aider les convalescents et restaurer les capacités physiques et mentales. On peut l'utiliser en cure également pour l'endurance sportive, l'anémie, une dépression, à raison d'1 c.à c. rase le matin et à 15 h.
Cure de 3 mois maximum.
Il en existe plusieurs variétés mais la maca jaune, poussant à Junin (Ande centrale du Pérou), est la meilleure.

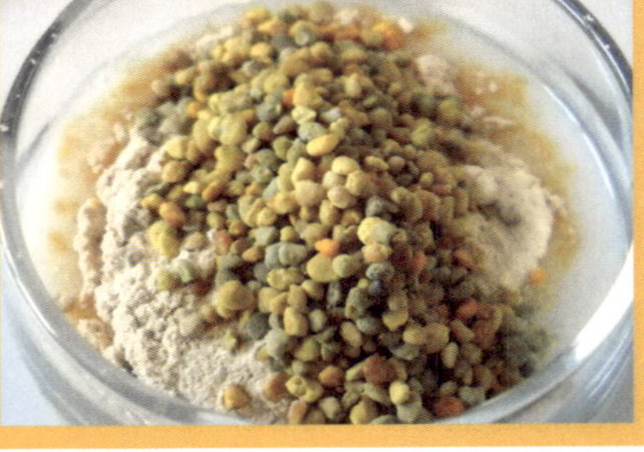

Gâteau farine riz-châtaigne-maca

Ingrédients

- **100 g de farine riz-châtaigne ou uniquement châtaigne**
- **50 g de farine de maca**
- **25 cl crème d'amande liquide (1 brique)**
- **170 g de sirop d'agave**
- **100 g de dattes**
- **50 g de poudre d'amande**
- **1 c à s. de fleur d'oranger ou 1 zeste d'orange**
- **½ paquet de levure**
- **1 pincée de sel**
- **1 c.à c. d'huile d'olive**
- **4 œufs**

• Préchauffez le four à 180°.
• Dénoyautez les dattes et les coupez en petits morceaux.• Battez les œufs avec le sirop d'agave et incorporez les farines tamisées, la levure et le sel. • Ajoutez ensuite la crème et la poudre d'amande ainsi que les morceaux de dattes en les décollant.
• Versez le mélange homogène dans un moule graissé.
• Enfournez pendant 45 min en vérifiant la cuisson de la pointe d'un couteau et baissez la température si nécessaire pour que le dessus du gâteau ne brûle pas. Ne consommer qu'une tranche de gâteau par jour.

Bon à savoir

La bière est à déconseiller pour les pannes sexuelles, le houblon étant un bon sédatif sexuel. En revanche, les fruits de mer riches en iode et en phosphore sont tout à fait recommandés.

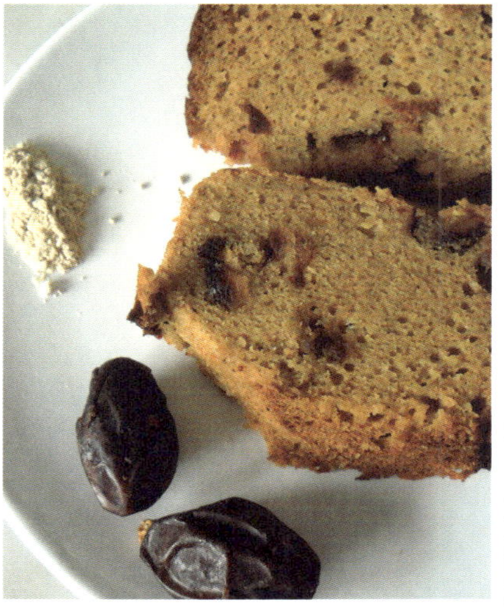

Mélange sensualité masculine

Flacon de 30 ml

- **HE bois de siam 20 gouttes**
- **HE bois de santal ou Amyris 20 gouttes**
- **HV sésame 30 ml**

• Mélanger huiles essentielles et végétales.
• Appliquez sur le torse, le ventre et le bas du dos.

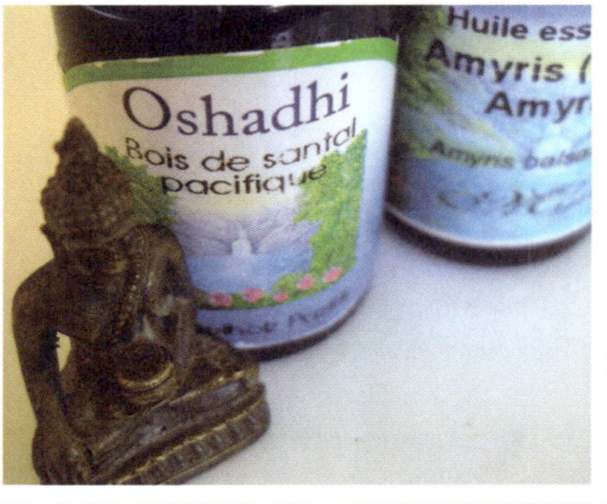

23. cure ménopause

Le changement hormonal lors de la ménopause est un passage plus ou moins contraignant. Bouffées de chaleur, sauts d'humeur, prise de poids, assèchement des muqueuses... touchent certaines femmes. La baisse du taux d'œstrogène et de progestérone induit une sècheresse de la peau et peut provoquer sur le long terme l'ostéoporose.
Des aliments riches en phyto-oestrogènes (sauf pour les femmes sensibles aux cancers hormonaux dépendants), en calcium, en vitamine D, en oméga-3 ainsi que certaines plantes accompagneront ces femmes sur le long terme. L'utilisation de progestèrone naturelle sous forme de crème pour la peau (Yam-Donquaï) ainsi que l'hydrolat de vitex sont également efficaces.

- **Type de cure :** supplétive (facile).
- **Durée :** pas de limite.
- **Pour qui :** femmes adultes.
- **Contre-indication :** aucune.

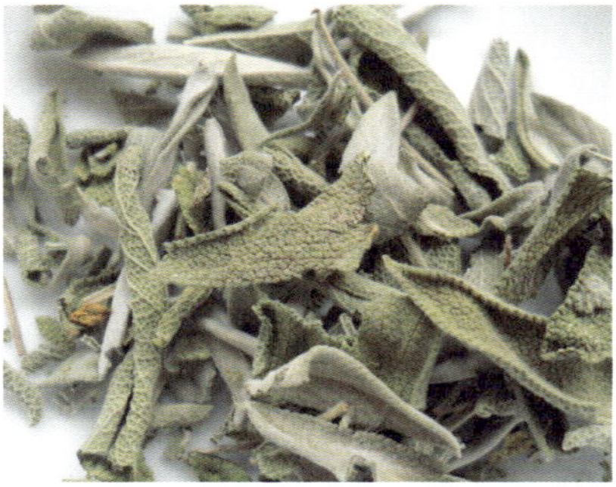

À boire

1 cuillère à soupe par jour dans un litre d'eau du mélange suivant.

À part égale

- **Hydrolat de vitex**
- **Hydrolat de menthe poivrée**
- **Hydrolat d'achillée millefeuille**

Ou de la tisane de sauge.

Aliments bénéfiques

- soja *
- sauge *
- amandes
- graines germées
- algues
- foie de morue
- flétan
- maquereau
- sardine
- saumon
- huile de noix
- huile de lin
- huile de colza
- graines de chia
- noix du Brésil...

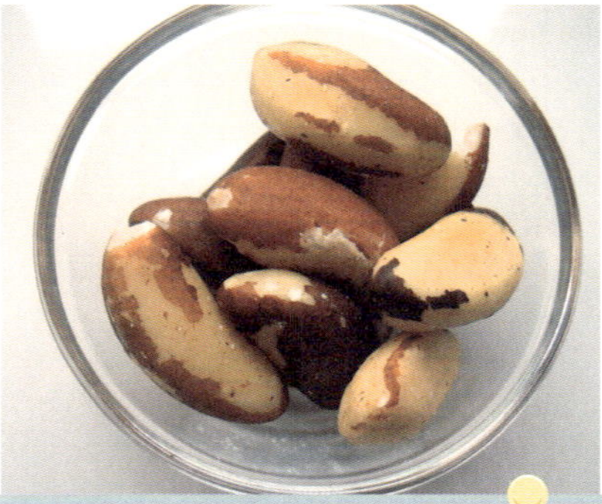

Bon à savoir

Les phyto-oestrogènes * sont à prohiber pour les femmes ayant eu un cancer hormono-dépendant. La noix du Brésil semble posséder des vertus progestérone-like et peut être conseillée dans ce type de maladie.

Maquereaux au four

Ingrédients pour 2 personnes
- 3 à 4 maquereaux frais ▮ 2 citrons
- 2 gousses d'ail ▮ ½ botte de persil
- ½ c. à c. de piment en poudre
- 1 pincée de cumin en poudre
- sel, poivre ▮ 10 cl d'eau

• Videz les poissons ou les faire vider par le poissonnier. • Ajoutez quelques brins de persil à l'intérieur. • Pressez 1 citron et demi en jus et gardez l'autre moitié pour servir. • Dans un bol, versez le jus, l'eau, le piment, le cumin, le sel, poivre, les gousses d'ail pressées et le persil haché. • Marinez les poissons dans le mélange pendant 15 min en les retournant. • Préchauffez le four à 210°. • Essuyez les maquereaux et placez-les sur le grill ou sur une plaque pendant 20 min. • Au bout de 5 min, versez la marinade sur les poissons, retournez-les au bout de 10 min et reversez du mélange. • Servez avec du citron frais, des pommes de terre vapeur ou du riz.

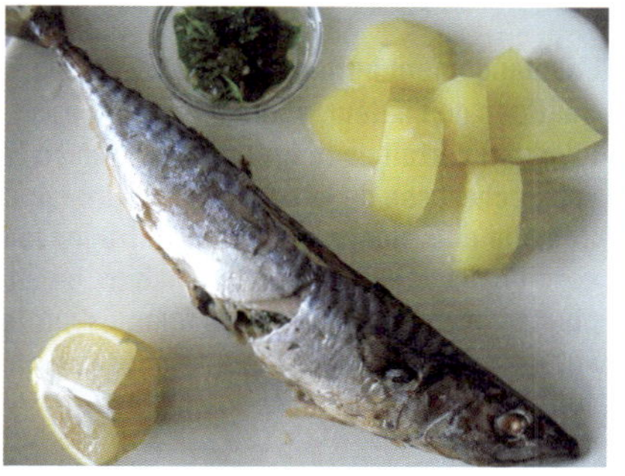

Mélange bouffée de chaleur

Roll-on de 5 ml
- HE Occimum marjoranum (marjolaine) 10 gouttes
- HE Mentha piperita (menthe poivrée) 5 gouttes
- HV sésame ou macadamia 5 ml

• Passer le roll-on sur les poignets et le cou 2 à 3 fois par jour.

les oméga-3

Les oméga-3 sont des acides gras insaturés que le corps ne peut produire. Ils nourrissent le cerveau et les tissus du système nerveux et préviennent les maladies cardio-vasculaires tout en réduisant l'inflammation. On les trouve dans les huiles végétales de lin, cameline, périlla, noix, colza ainsi que dans les poissons des mers froides et le krill. Les graisses insaturées de ces poissons ne demandent pas de processus de transformation difficile puisqu'ils sont déjà sous forme d' EPA et DHA.
Il est préférable de privilégier l'apport en oméga-3 car notre alimentation comporte déjà un bon nombre de sources d'oméga-6 (légumes et viandes élevées au maïs et soja) et d'oméga-9 (huile d'olive). De plus, le corps ne métabolise pas forcément bien ces acides gras transformés par la delta-6 désaturase, une enzyme faisant parfois défaut.

8

les cures «anti-poison»

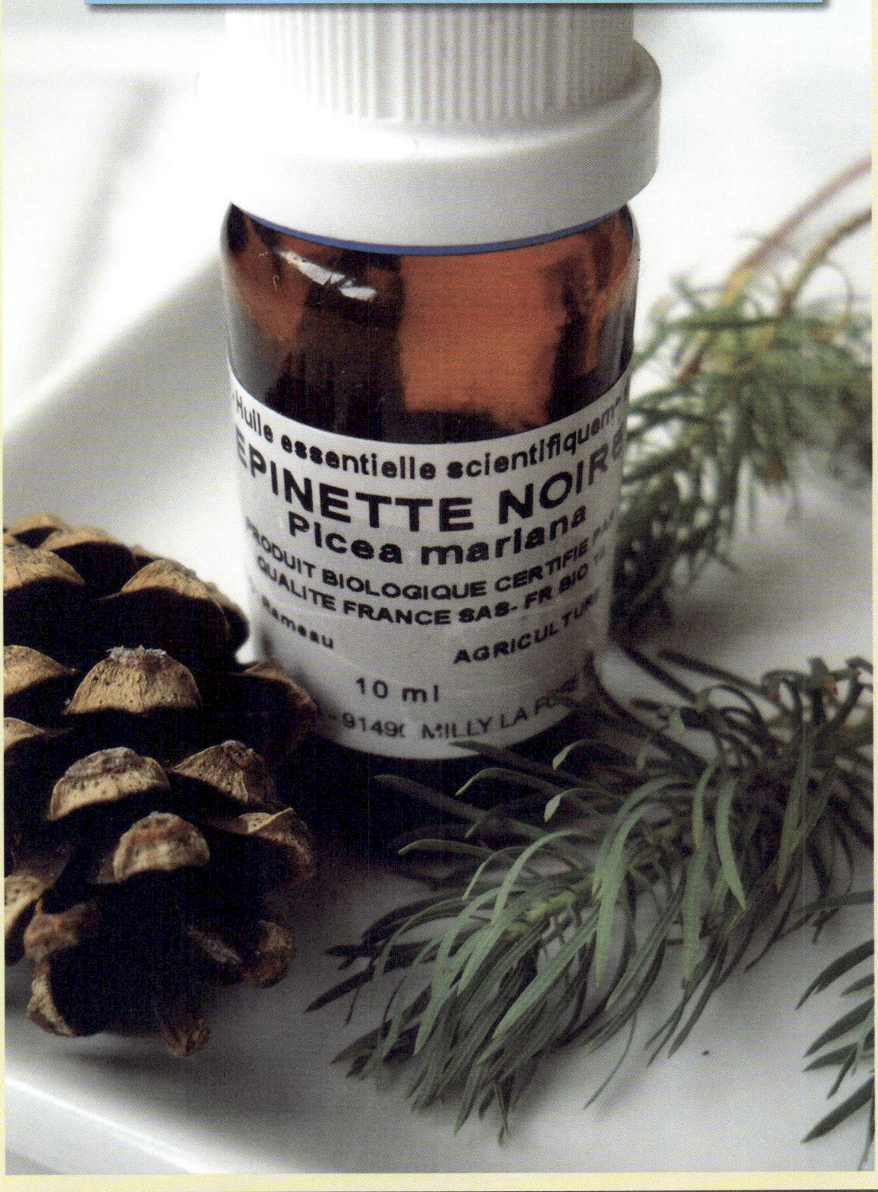

24. détox après fête

Récupérer après une fête bien arrosée. Rien de tel pour se remettre du manque de sommeil et des abus d'alcool que de boire suffisamment d'eau le lendemain de fête. La soupe de légumes, à volonté toute la journée, réhydrate les tissus, et les fibres des légumes nettoient les intestins. Votre foie a également besoin d'un peu d'aide. Un verre d'eau pétillante à la menthe et au citron stimule l'action du foie et de la vésicule biliaire. Vous pouvez adapter cette boisson en version chaude (eau plate). Évitez le café et le thé noir qui surchargent le foie. Pensez-y : marcher en forêt permet au corps de se réoxygéner. Profitez-en aussi pour vous étirer.

- Type de cure : dépurative (facile).
- Durée : de 1 à 4 jours.
- Pour qui : adultes.
- Contre-indication : aucune.

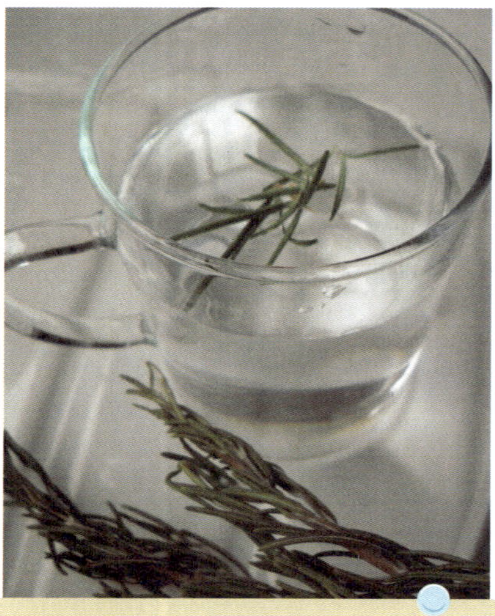

Y'a pas plus simple

Boire une tisane de romarin tout au long de la journée.

Mélange pour le foie

Roll-on de 5 ml

- **HE Rosmarinus a verbenon (romarin à verbenon)**

- Versez 4 gouttes d'huile essentielle dans une cuillère à café d'huile végétale ou de lait pour le corps et massez la zone du foie pendant 5 min.
- Allongez-vous quelques instants en mettant une bouillotte chaude sur cette zone.

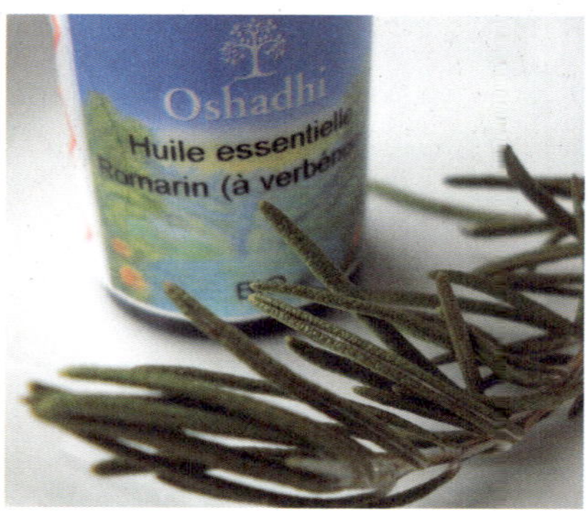

Cocktail dégrisement suprême, entre les repas

Ingrédients

- ½ bouquet de persil frais
- 1 poignée de cresson ou salade verte
- ½ ananas

• Mettez le tout à la centrifugeuse ou au mixeur.

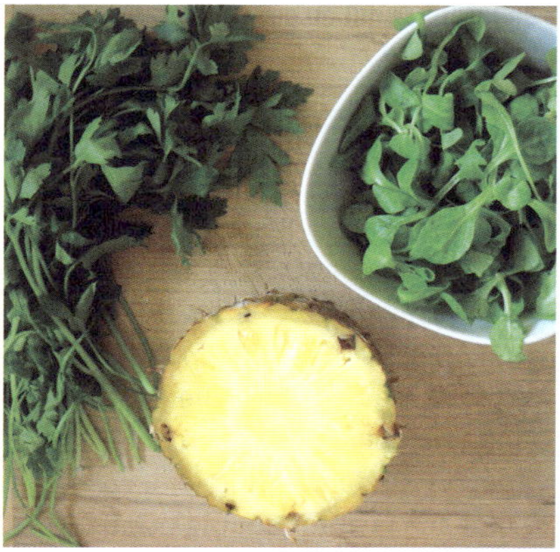

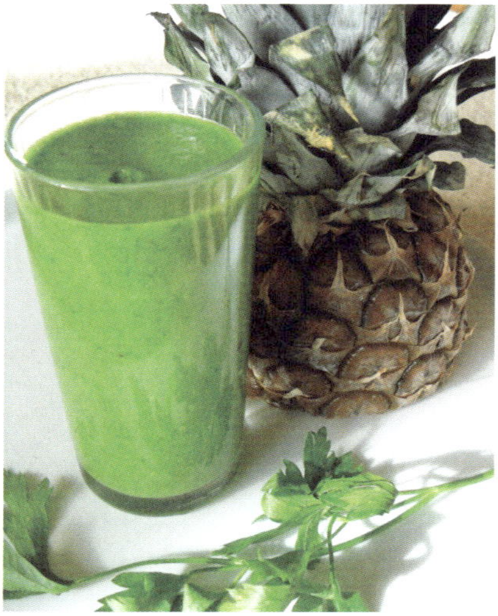

Bouillon de légumes : déjeuner et dîner

Ingrédients

- 1 chou
- 1 navet
- 1 poireau
- 1 carotte
- 1 oignon
- 1 l d'eau
- sel

• Coupez les légumes en petits morceaux et faites-les cuire à feu doux dans 1 litre d'eau salée 15 à 20 min jusqu'à ce que les légumes soient cuits.
À consommer chaud.

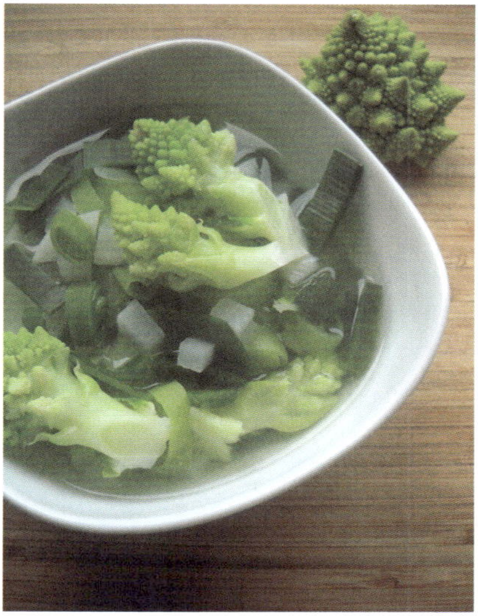

Bon à savoir

½ cuillère de charbon activé (1 g) neutralise 60 ml de whisky. Pour un drainage : 2 cuillères à soupe aux trois repas pendant 3 jours (soit 30 g par jour). On peut continuer la cure sur 15 jours. Attention, le charbon inhibe la pilule contraceptive et l'effet des médicaments.

25. détox sucre

Afin d'éviter les appels de sucre, commencez votre journée par des aliments salés ou neutres, à index glycémique bas (voir tableau). En évitant les pics de glycémie dès le matin, votre corps vous réclamera moins de sucre, moins vite. Remplacez les sucres et sucrettes par du sirop d'agave ou de la stévia. Mais l'idéal est de se déshabituer du goût sucré et de laisser les papilles gustatives retrouver d'autres saveurs. Pour réguler la glycémie, le chrome et le zinc seront également à prévoir en cure sur 3 semaines.

• Type de cure : supplétive (facile)
• Durée : pas de limite mais au minimum 15 jours.
• Pour qui : adultes.
• Contre-indication : aucune.

Les aliments gras ont un index glycémique faible.
La cuisson d'un même aliment fait varier son index glycémique.
Ex : pomme de terre au four (60) et purée (85) ; riz cuit à l'eau (65) et riz soufflé (85).

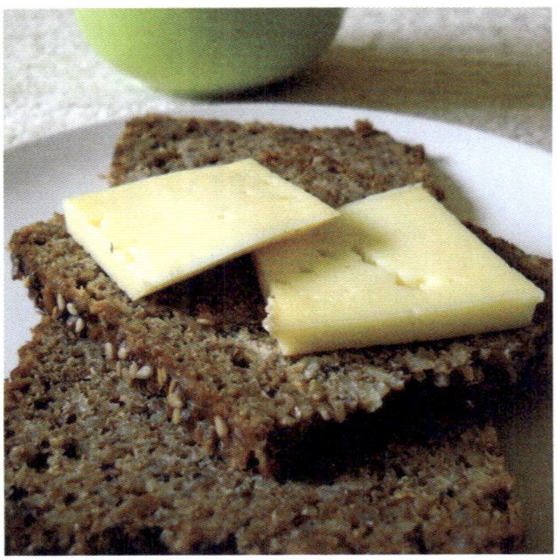

Menu type

• **Petit déjeuner :** soupe miso, riz, amandes, ou fromage, œuf
• **Déjeuner :** crudités, poisson ou viande, légumes, riz complet
• **Dîner :** idem avec une soupe en entrée
Pour freiner la pénétration de sucre dans le sang, ajoutez une protéine quand vous consommez du sucre. Par exemple, en collation prenez quelques amandes avec un fruit.

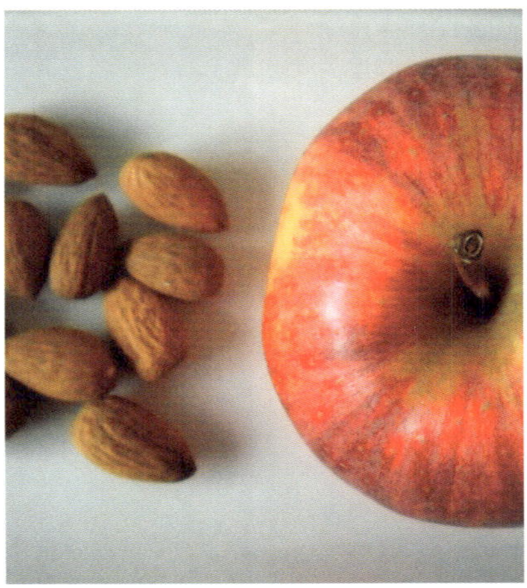

index glycémique des aliments

ALIMENTS	IG BAS (<50)	IG MOYEN (<70)	IG ÉLEVÉ (>75)
Produits sucrés			
- Glucose			100
- Miel			80
- Saccharose		65	
- Fructose	23		
Féculents			
Pâtes, riz, pomme de terre			
- Purée de pomme de terre			85
- Frite			65
- Pomme de terre nouvelle		62	
- Riz blanc		57	
- Spaghetti	40		
- Pâtes al dente	45		
Pains			
- Baguette			95
- Pain complet		65	
- Pain riches en graines	45		
Légumineuse			
- Haricots blancs/lentilles	30		
Céréales			
- Corn flakes, céréales raffinées			80
- Flocon d'avoine, porridge		60	
- Son d'avoine, blé	15		
Légumes			
- Betterave, carotte cuites			67
- Betterave crues	30		
- Pain riches en graines	45		
- Pomme, poire, raisin		35	

Bon à savoir

Le café noir, même sans sucre, provoque des pics de glycémie.

26. cure détox tabac

Arrêter la cigarette demande d'abord une vraie motivation du fumeur. Pour accompagner ce changement, la gestion du stress est de rigueur : activité sportive et alimentation légère. Le kudzu ou kouzou est une plante japonaise qui agit sur les neuro-transmetteurs favorisant les processus de sevrage. C'est un épaississant culinaire régulant l'acidité (voir p. 45) qui peut également se consommer sous forme de tisane ou de gélules. En association avec du magnésium, il comblera l'état de manque. Le radis noir participe également à la détoxication de l'organisme au niveau hépatique, biliaire et pectoral, il est également diurétique.

- Type de cure : supplétive (facile).
- Durée : de 2 à 6 mois.
- Pour qui : adultes.
- Contre-indication : aucune.

Huile anti-addiction

Flacon de 30 ml

Ingrédients

- **HE myrte verte 20 gouttes**
- **HE pin sylvestre 10 gouttes**
- **HE Eucalyptus globulus 10 gouttes**
- **HV sésame, amande, macadamia 30 ml**

• Mélangez huiles essentielles et végétales.
• Appliquez sur le torse, les poignets, plis du coude et ceux des genoux.
L'huile essentielle de myrte verte libère des dépendances et de l'auto-destruction.

En diffusion

HE bergamote qui transmet la joie de vivre.

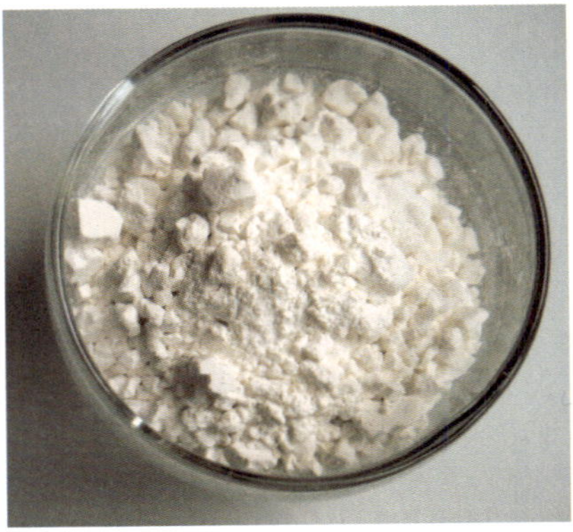

Tisane de kudzu

(légèrement laxative)

• Faites bouillir une tasse d'eau avec 1 cuillère à café de kudzu.
• À consommer deux fois par jour.

Y'a pas plus simple

Versez sur chaque cigarette une goutte d'huile essentielle de sassafra. Elle vous tiendra éloigné du paquet !

27. détox café

Si certaines personnes ne sentent pas le café comme nocif pour elles, d'autres y deviennent particulièrement sensibles et souhaitent arrêter pour diverses raisons: acidité ou brûlures digestives, palpitations, agressivité, sommeil perturbé... Si le café est un brûle-graisse et un diurétique, il est également un perturbateur de la flore intestinale et déshydrate l'organisme de façon drastique.
L'arrêt du café peut-être difficile car il provoque un état de manque et notamment un état «embrumé» et confus qui peut rendre la concentration intellectuelle difficile.

- Durée : 21 jours minimum.
- Pour qui : tout consommateur invétéré de café.
- Contre-indication : aucune.

Déroulement :

- Réduisez progressivement le nombre de cafés par jour.
- Après chaque café, consommez 1 goutte d'huile essentielle de cardamome dans du miel ou sur du pain (maximum 6 gouttes par jour).
- Trouvez un succédané qui vous convient: chicorée, thé, tisane aux épices (voir p. 31).
- En cas de cerveau embrumé: 3 granules sous la langue de Taraxacum 9CH.

Mélange «réveil-matin»

Flacon de 30 ml

- **HE Picea mariana (épinette noire) 10 gouttes**
- **HE Pinus sylvestris (pin sylvestre) 10 gouttes**
- **HV sésame ou macadamia 30 ml**

- Mélangez huiles essentielles et végétales.
- Appliquez sur les reins au niveau des côtes flottantes.

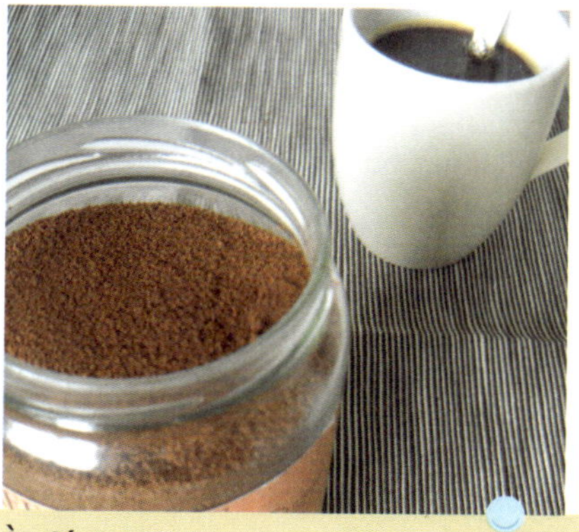

À découvrir
Les boissons à la chicorée. La torréfaction des racines fournit un agréable petit goût de caramel.

les incontournables « accompagnants »

Activité sportive, respiration, méditation, pensées positives, balades en pleine nature...

Pendant les cures, bouger son corps au maximum en conscience est précieux dans ce processus de nettoyage ou restauration. Pratiquer la nage, la course, ou toute activité qui connecte le corps au ressenti se révèle essentiel. L'activité sportive pratiquée régulièrement soutient tous les émonctoires dans leur travail, mais aussi le système nerveux, le système hormonal et un bon équilibre émotionnel.

La méditation pratiquée régulièrement induit un processus chimique dans le corps qui restaure la santé physique et émotionnelle. La méditation active, qui inclut des mouvements du corps, permet de libérer l'énergie et les émotions bloquées. Ce type de méditation est particulièrement efficace car il permet de devenir conscient de ce que vous exprimez.

La pensée possède également un grand pouvoir sur le corps et l'esprit.
Utiliser des formulations positives pour soutenir le processus, une partie du corps ou une situation en particulier est un atout.

Respirer en forêt, en montagne... apporte détente et énergie car hormis dans la proximité avec la nature, l'atmosphère est chargée d'ions négatifs.
Dans une maison, au bureau, en ville, ce sont les ions positifs qui prédominent et sont source de fatigue importante.
En aérant régulièrement les pièces et en diffusant des huiles essentielles de citron ou de cèdre vous rééquilibrez les ions.

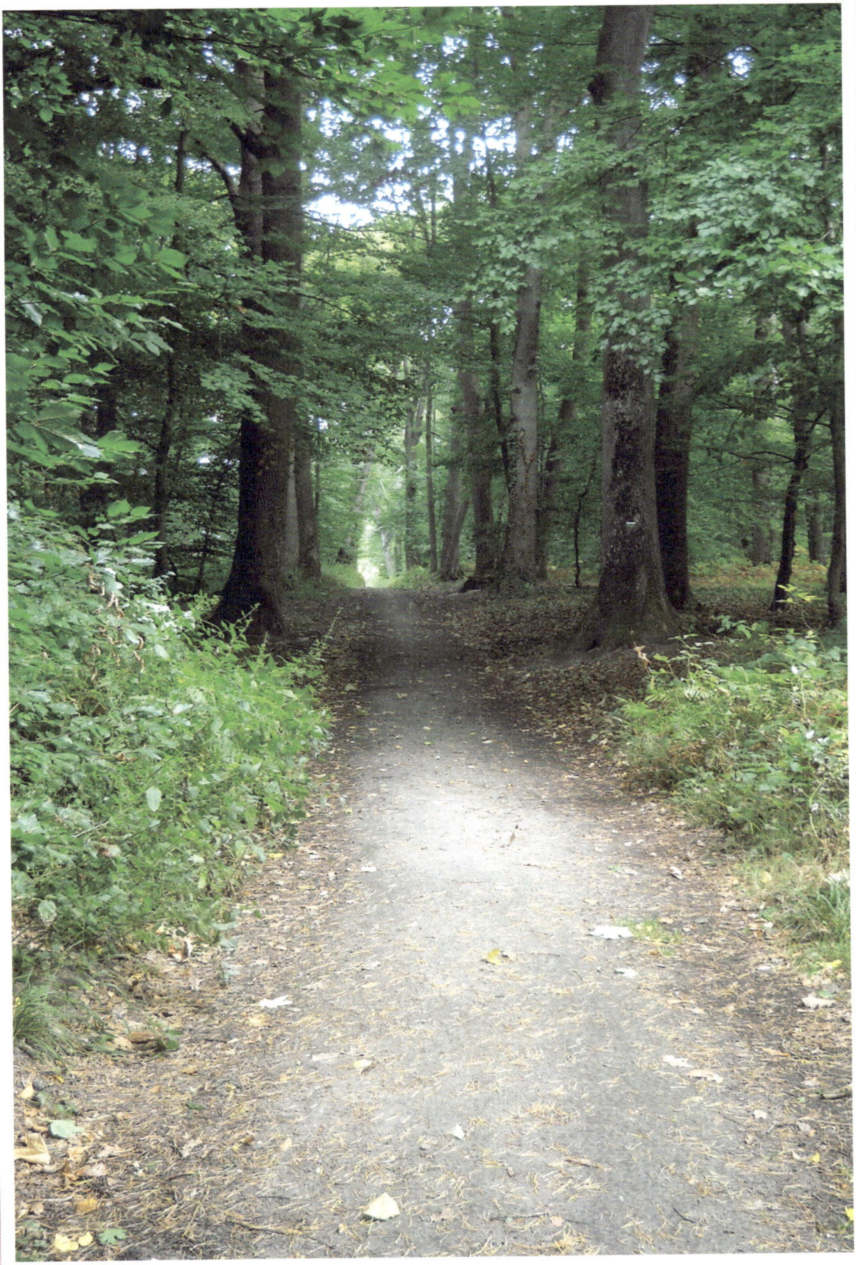

lexique

Alcaloïdes :
Les alcaloïdes de la maca interviennent sur certains systèmes hormonaux du cerveau afin de réguler le métabolisme du phosphore et du calcium dans le sang.

Huiles végétales hydrogénées :
Les graisses hydrogénées sont des huiles végétales liquides solidifiées par un processus industriel utilisant le nickel, le platine et une température allant de 95 à 151°. Aucun oméga-3 n'y résiste et cette pâte à tartiner devient alors une graisse dite «trans». En effet, quand l'huile a dépassé une certaine température critique, des substances nocives se forment (acroléine).
D'autre part, les huiles hydrogénées cachent souvent aussi l'ingrédient glutamate monosodique.
Les produits alimentaires qui en contiennent sont nombreux et très variés :
- poissons précuisinés,
- pâtisseries,
- gâteaux secs, etc.

Émonctoires :
Le corps dispose de cinq organes émonctoires : le foie, les intestins, les reins, les poumons, la peau et les muqueuses. Chaque organe possède une capacité d'élimination qui lui est propre.
- Si un des organes est débordé par un excès de toxines ou une faiblesse métabolique, un autre émonctoire est mis à contribution pour pallier cette surcharge.
- Si les intestins et foie sont surchargés, ce sont les poumons qui prennent le relais (asthme, bronchites, sinusites...).
- Si les poumons sont saturés, c'est la peau et les muqueuses qui seront mises à rude épreuve (eczéma, boutons, mycoses).

pH :
Le pH, ou «potentiel hydrogène», est une unité de mesure du degré d'acidité ou d'alcalinité d'une solution. On l'établit sur une échelle de 0 à 14. Même si de légères variations sont possibles, le pH du sang et de la lymphe oscille toujours entre 7,35 et 7,45.

L'alimentation et les habitudes de vie occidentales rompent l'équilibre acido-basique de l'organisme et le font pencher vers l'acidité. Résultat : l'« acidose » des tissus qui place l'individu dans un état de stress permanent, ce qui se traduit notamment par de la fatigue et un manque d'entrain.

Radicaux libres :
Les radicaux libres sont issus de la pollution, des rayonnements, des aliments frits et brûlés, du stress, d'une activité sportive trop intense. Ils endommagent les cellules et entraînent vieillissement, troubles artériels et inflammations. Pour les désarmer, une consommation d'anti-oxydants dont les vitamines A, C, E, le sélénium et le zinc, cuivre, fer, manganèse, est nécessaire.

Phyto-œstrogène :
Les phyto-oestrogènes sont des nutriments d'origine végétale capables de se fixer sur le récepteur des oestrogènes et d'en imiter les effets.
Les phyto-oestrogènes sont divisés en trois catégories, les isoflavones, les lignanes et les coumestanes.
Ils aident aussi à prévenir la déminéralisation de l'os et à maintenir les vaisseaux sanguins en bonne santé.

On les trouve dans :
- la sauge,
- le houblon,
- l'armoise.

Flore probiotique :
Ce sont les bactéries de l'intestin, non pathogènes, qui contribuent au processus digestif, à la stimulation du système immunitaire, à la synthèse des vitamines B1, B6, B9, PP, B12, K. Une flore intestinale bien établie, saine, offre une façon simple de tenir les infections – gastro-entérite notamment ou mycoses – à distance.

La méthode des indices combinés :
Cette méthode utilise l'observation d'une combinaison d'indices multiples (température corporelle, glaires du col de l'utérus...) qui permet ainsi de connaître ses périodes de fertilité et d'infertilité.

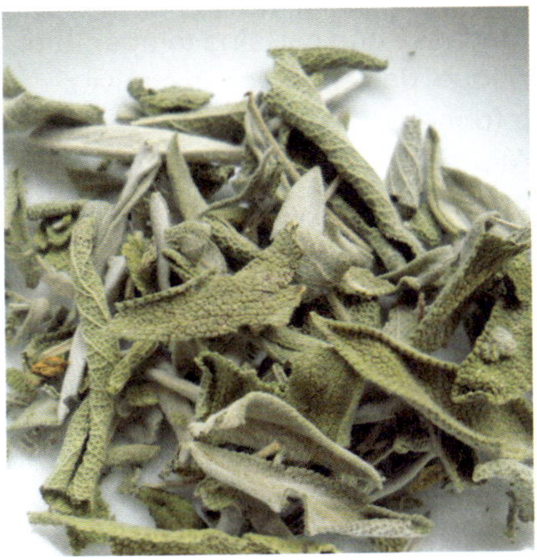

Bibliographie

- *Transformer votre vie,* Louise Hay, éditions Marabout.

- *La Santé consciente,* Ron Garner, Ariane éditions, 2008.

- *L'Homme empoisonné, cures végétales pour libérer le corps et l'esprit*, de Daniel Kieffer, Jacques Grancher éditions, 2012.

- *Je me sens mal mais je ne sais pas pourquoi,* Docteur Philippe-Gaston Besson, Jouvence, 2003.

- *Femmes si vous saviez,* Professeur Henri Joyeux, François-Xavier de Guibert éditions, 2009.

- *Équilibre hormonal et progestérone naturelle,* Docteur John Lee, éditions Sully, 2002.

- *Vivre sa fertilité naturellement: la méthode des indices combinés,* de Mylène Clichy et Stéphan Técher, éditions du Hêtre, 2011.

- *Retrouver et conserver sa santé par le sauna,* Alain Rousseaux, 1990.

- *Maladies émergentes: comment s'en sortir,* Françoise Cambayrac, éditions Mosaïque-Santé, 2010.

- *Arrêter de fumer tout de suite,* Allen Carr, Pocket, 2011

- *L'argile qui guérit,* Raymond Dextreit, Vivre en Harmonie, 1993.

- http://lhomme.et.largile.free.fr/publications/index.htm

- http://association-art-of-being.com

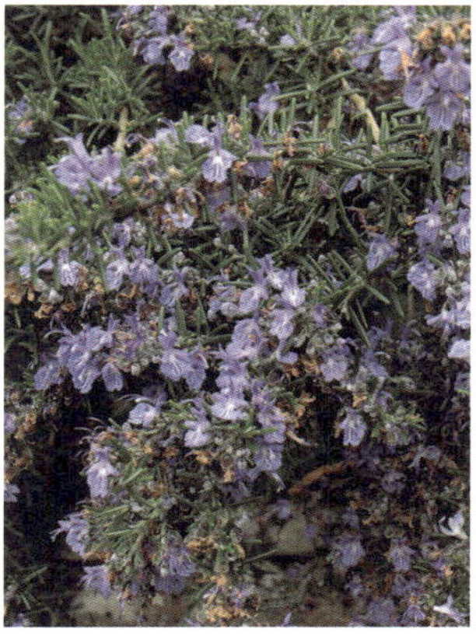

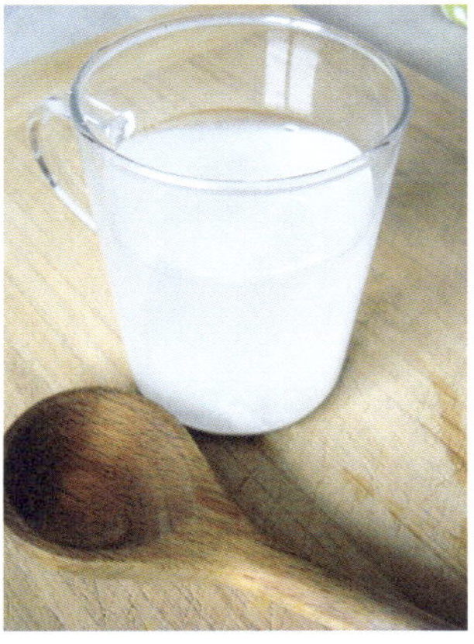

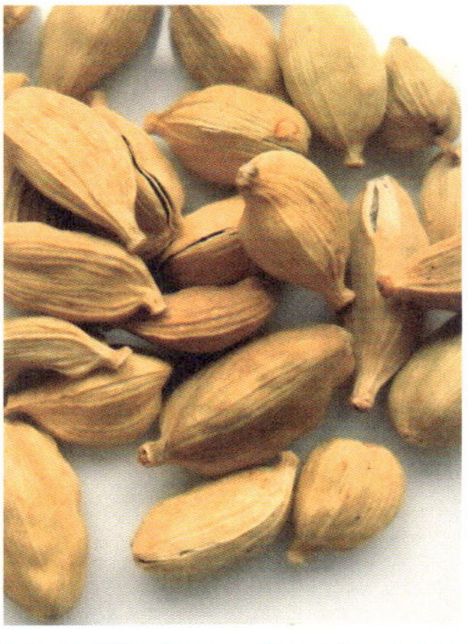

Remerciements

- À l'équipe des éditions Alternatives pour leur confiance et leur soutien.
- À Pascuali de Tolentino Trading (Maca Junin en commerce équitable) pour son enthousiasme et sa générosité - www.maca-junin.fr
- À Jody de Myrtéa/Oshadhi pour les échantillons et leur soutien total www.myrtea.com
- À Jagran pour sa disponibilité, ses conseils gourmands, les courses...
- Au laboratoire Catalyons - www.catalyons.com
- À Jade Allegre de l'Association L'Homme et l'argile

Toutes les photos sont de l'auteur à l'exception des pages 55 (photo en bas à gauche) et 91 (photo en bas à droite) © Patricia Beucher.

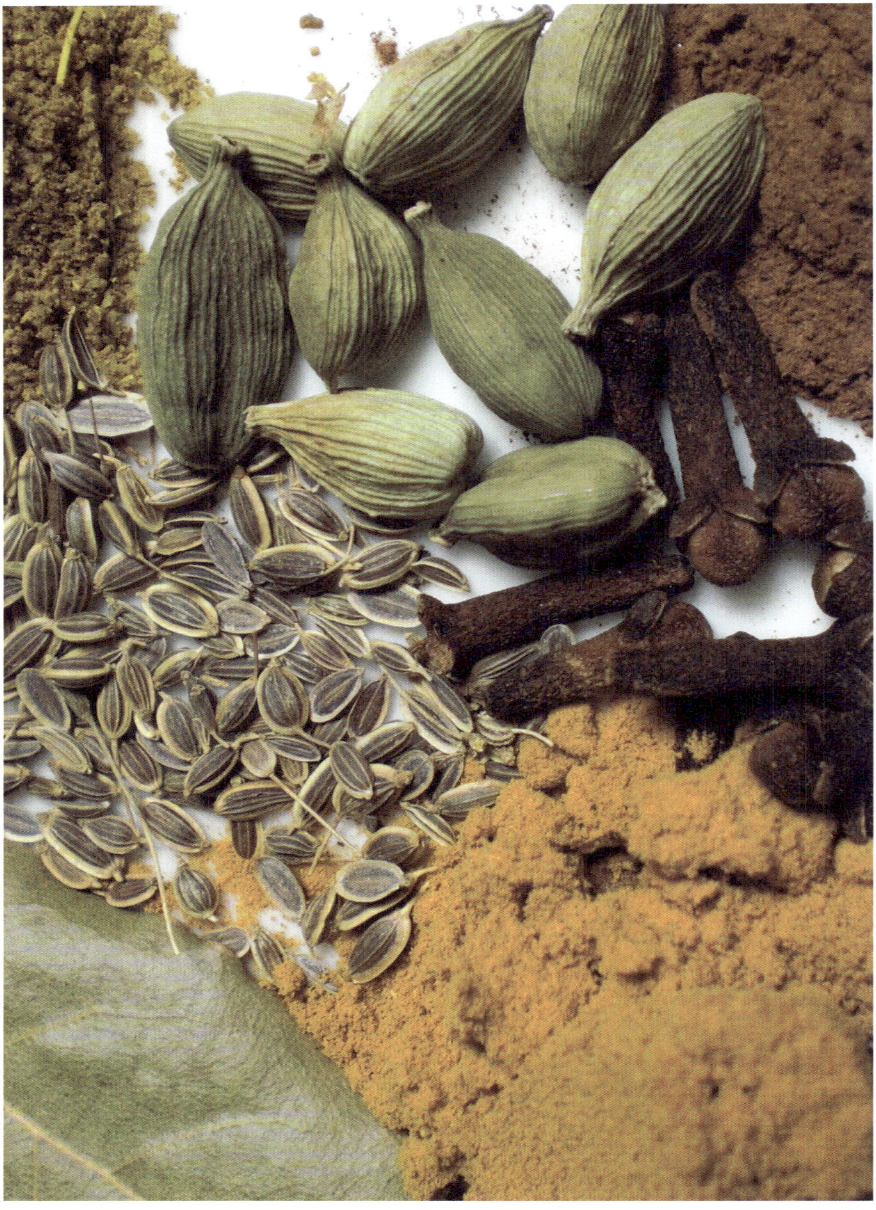

N° d'édition : 245670

Direction artistique
Néjib Belhadj-Kacem
Conception graphique
Oya Lydia Bierschwale

Impression / façonnage
GR Presse, Athènes
Sur Sora Press offset 120g/m², un papier
100% recyclé certifié FSC™ du groupe Sora
Achevé d'imprimer en février 2013
Imprimé en Grèce, Union européenne

TOUT BEAU
TOUT BIO